CONSIDÉRATIONS

SUR LE TRAITEMENT

DU BEC-DE-LIÈVRE COMPLIQUÉ

PARIS. — IMP. VICTOR GOUPY, RUE GARANCIÈRE, 5.

CONSIDÉRATIONS

SUR LE TRAITEMENT

DU BEC-DE-LIÈVRE COMPLIQUÉ

PAR

CHARLES-CYRILLE THEVENIN,

Docteur en médecine de la Faculté de Paris.

ANCIEN INTERNE PROVISOIRE DES HÔPITAUX DE PARIS,

MÉDAILLE DE BRONZE DE L'ASSISTANCE PUBLIQUE (1865).

Avec une planche de six figures lithographiées par M. LÉVEILLÉ

PARIS

ADRIEN DELAHAYE, LIBRAIRE-ÉDITEUR,

PLACE DE L'ÉCOLE-DE-MÉDECINE.

1866

CONSIDÉRATIONS

SUR LE

TRAITEMENT DU BEC-DE-LIÈVRE COMPLIQUÉ.

AVANT-PROPOS

En venant soumettre aujourd'hui ce petit travail à l'approbation de la Faculté et au bienveillant examen de mes Juges, je commencerai par exposer en quelques lignes les motifs qui m'ont conduit à chercher dans le traitement du bec-de-lièvre compliqué, le sujet de ma thèse inaugurale.

Attaché comme interne pendant une grande partie de l'année dernière, au service de M. Giraldès, à l'hôpital des Enfants malades, j'ai eu l'occasion d'y observer de nombreux cas de bec-de-lièvre. Le nombre des cas compliqués qui se présentèrent, fut relativement considérable; aussi mon attention appelée de ce côte, s'y fixa de plus en plus : d'ailleurs les entretiens et les leçons cliniques de M. Giraldès, sa conduite, sa manière de procéder vis-à-vis de cette difformité, les résultats vraiment remarquables de sa pratique, en un mot tout ce dont j'étais témoin, rapporté comparativement auprès de ce que je lisais dans les différents auteurs qui ont traité ce sujet, tout cela, dis-je, ne pouvait manquer de m'impressionner. Ce sont ces impressions qui forment le point de départ de ma thèse.

Néanmoins, je ne me dissimule pas les aspérités dont est semé le terrain sur lequel je m'aventure ; si je m'y suis engagé avec quelque confiance, c'est que j'ai trouvé dans M. Giraldès un guide dont l'expérience et les lumières m'ont aidé à franchir bien des difficultés. Aussi est-ce un bonheur pour moi de pouvoir ici témoigner publiquement à ce cher Maître ma profonde gratitude pour la bienveillance extrême et les bons enseignements que j'ai trouvés auprès de lui.

Je crois devoir également, pour obéir à la voix de ma reconnaissance, placer ici le nom d'un de mes autres maîtres, M. le docteur P. Broca.

Je dois dire qu'en faisant ma thèse, je n'ai eu en vue, comme l'indique du reste le titre, que le côté pratique; le temps malheureusement trop court dont je puis disposer, expliquera la rapidité avec laquelle j'ai même dû passer sur certaines complications, m'attachant surtout à l'une d'elles, comme type.

Je diviserai mon sujet en trois chapitres :

Dans le premier, après avoir consacré quelques mots à la définition et aux divisions du bec-de-lièvre compliqué, je passerai en revue les conditions anatomiques et les conséquences pratiques qui peuvent en découler;

Le deuxième sera consacré aux indications et contre-indications à l'opération; ici se rattache naturellement la question si controversée de l'âge favorable à l'opération;

Enfin le troisième sera celui de la médecine opératoire proprement dite, suivie de quelques observations (1).

(1) La question d'étiologie, qui ne m'occupera nullement, a été de mieux étudiées par M. Coste, aussi je renvoie pour ce point à son *Histoire générale et particulière du développement des corps organisés*, t. I, fasc. 2.

CHAPITRE I

§ 1. DÉFINITION ET DIVISIONS.

Pour arriver à la définition du bec-de-lièvre compliqué, je me permettrai de passer rapidement par celle du bec-de-lièvre *simple*.

On entend par bec-de-lièvre simple une fissure de la lèvre supérieure. Cette fissure est *complète*, si elle comprend toute la hauteur de la lèvre, et *incomplète*, au contraire, si elle n'en comprend qu'une partie.

Elle est *unique* ou *unilatérale* quand elle n'existe que d'un côté, *double* ou *bilatérale* s'il y a fissure à gauche et fissure à droite.

Je ne parle pas des raretés qu'on a citées, telles que la fissure *médiane* ou à la lèvre supérieure ou à la lèvre inférieure (1).

Quant au *bec-de-lièvre compliqué*, c'est une malformation consistant dans la fissure labiale et, de plus,

(1) Tenon et Meckel, *Handbuch der patholog. anatom.*, t. I, p. 523, 33, 36.

Nicati, *De leporini labii nat. et orig.*, 1822.

Gigné, *Bull. de la Soc. anat*, t. XVI, p. 209, etc. — Mention *apud* Laroche, thèse de Paris, 1823, n° 41 ; et Boymier, *id.*, 1859.

se compliquant de fissure de l'arcade alvéolaire, de la voûte palatine et du voile du palais.

Nous appuyons sur cette définition, parce qu'il nous paraît très-important de bien fixer ce qu'on entend par bec-de-lièvre compliqué. M. le professeur Denonvilliers, en 1856, à la Société de chirurgie (1), appuyait déjà fortement sur la nécessité qu'il y a de bien s'entendre sur ce sujet, car il est impossible que toute discussion ne se ressente pas du vague qu'entraîne un point de départ mal établi.

D'après l'éminent professeur, « le bec-de-lièvre sera compliqué lorsque la division labiale uni ou bilatérale, coïncidera avec une fissure simple ou double de la mâchoire supérieure, avec ou sans proéminence du tubercule incisif, avec ou sans division de la voûte palatine ou du voile du palais. »

Nous sommes tout à fait disposé à accepter sa définition; seulement, n'y aurait-il pas un moyen plus simple d'éviter toute méprise en écartant le terme de bec-de-lièvre compliqué (qui a pour certains auteurs une signification qu'il n'a pas pour d'autres), et en lui substituant le simple mot de *fissure?* En effet, on saura immédiatement ce dont il s'agit quand on entendra parler de *fissure labio-alvéolaire* ou *labio-alvéolo-palatine.*

Maintenant que nous avons dit ce que nous entendions par bec-de-lièvre compliqué et (avec M. Denon-

(1) Séance du 9 janvier 1856.

villiers) quelles conditions suffisent pour qu'il y ait bec-de-lièvre compliqué, parlons des variétés qu'il comprend ou de ses divisions.

Comme la fissure labiale simple, la fissure labio-palatine peut être complète ou incomplète.

Complète, si la voûte palatine est divisée dans toute son étendue.

Incomplète, si, dans une partie seulement de son étendue. Nous faisons observer ici que la partie fissurée doit être alors la partie antérieure ou alvéolaire, et que nous ne regardons plus comme complication le cas où, ce serait seulement la partie postérieure de la voûte palatine qui serait divisée, à plus forte raison, si la division du voile du palais coïncidait seule avec la fissure labiale.

La fissure labio-palatine peut encore être *unique* (unilatérale) ou *double* (bilatérale).

A côté de cette dernière variété vient se placer celle qui est caractérisée par la *saillie des os intermaxillaires* (malformation que plusieurs auteurs regardent comme constituant particulièrement le bec-de-lièvre compliqué).

Que la partie médiane de la lèvre ou les os intermaxillaires soient réduits à une espèce de petit pont présentant peu de hauteur, que la partie inférieure de la cloison n'existe pas, nous arrivons à un degré de complication qui, poussé à une de ses dernières limites, nous conduit enfin à la variété qu'on a appelée *gueule de loup* (rictus lupinus).

Cette malformation vraiment horrible, où la partie médiane de la lèvre et de la voûte palatine avec l'os incisif font défaut, nous offre la confusion complète des cavités nasales et buccale et passe, à juste titre, pour être généralement au-dessus des ressources de l'art (1).

A ces divisions, en ajouterai-je d'autres, par exemple, pour les *fissures horizontales?* Je ne fais que les citer, et si j'en parle ici, c'est que je n'ai pas l'intention d'y revenir.

Nous ne croyons pas, du reste, qu'on puisse rapprocher si près du bec-de-lièvre compliqué, cette dernière malformation qui peut-être offre avec ce dernier des analogies d'origine, mais qui n'en a guère au point de vue thérapeutique.

Quoi qu'il en soit, M. Bouisson de Montpellier en a parlé sous le nom de *bec-de-lièvre génien* (2) et le docteur Debout a fait un bon mémoire sur les fissures horizontales (3).

Citons encore pour mémoire les cas où l'on a vu la fissure labiale s'étendre en passant sur les côtés de l'aile du nez jusqu'à l'angle interne de l'œil, cette fissure se bornant aux parties molles dans le cas de M. Guersant où elle est bilatérale (4), ou entamant le

(1) Ceci s'applique surtout à la variété tératologique de gueule-de-loup, liée souvent à d'autres vices de conformation (anencéphalie, etc.) Nous la distinguons de la variété chirurgicale où il y a encore quelque chose à faire.

(2) Bouisson, *Tribut à la chirurgie*, t. II Montpellier, 1861.

(3) *Bulletin de Thérapeutique*, 1862, t. LXIII, p. 13 et suiv.

(4) *Bull. de la Soc. de chir.*, 3e série, t. Ier, p. 113 et 118.

squelette, dans le cas de M. Broca où elle est unilatérale (1).

Comme manière de me résumer, qu'on me permette d'exposer en tableau les variétés les plus tranchées et les plus communes du bec-de-lièvre compliqué;

Fissure labio-alvéolaire ou labio-alvéolo-palatine.	unique.	
	double	sans saillie du tubercule.
		avec saillie du tubercule.
		avec réduction de volume du tubercule.
		avec défaut du tubercule (gueule-de-loup).

§. 2. CONDITIONS ANATOMIQUES DU BEC-DE-LIÈVRE COMPLIQUÉ ET CONSÉQUENCES PRATIQUES.

Pour mettre un peu d'ordre dans cette étude, je m'occuperai d'abord du squelette puis des parties molles, le squelette devant m'arrêter plus longtemps que celles-ci.

Il eut été instructif et intéressant pour moi de vérifier avec le scalpel quelques points sur nature, mais n'ayant pas eu de pièces à ma disposition, je n'ai qu'à en regretter l'absence.

Parmi les parties dures ou les pièces du squelette qui sont susceptibles d'éprouver des déviations, des modifications dans la fissure labio-palatine, nous citerons d'après l'importance : le maxillaire supérieur,

(1) *Gazette des Hôpitaux*, 1862, p. 125, et *Bull. de la Soc. de chir.*

avec les intermaxillaires, les os palatins, le vomer.

C'est le *maxillaire supérieur*, sans contredit, qui offre les plus nombreuses et les plus curieuses malformations dans la fissure labio-alvéolo-palatine; ce sont aussi les plus importantes. On le concevra facilement, pour peu que l'on réfléchisse à sa situation, au rôle qu'il joue, rôle complexe, de soutien pour les lèvres, de support pour les dents; c'est la voûte de la cavité buccale et en même temps le plancher des cavités nasales, les palatins partageant ce dernier rôle en arrière par leur portion horizontale.

Aussi que de modifications diverses peut-on constater dans ces parties depuis le degré le plus simple jusqu'au degré le plus avancé, depuis l'amincissement et la dépression d'un point du rebord alvéolaire jusqu'à l'arrêt de développement qui constitue la gueule de loup !

Tout le monde connaît assez la disposition normale des parties pour que nous n'ayions pas à les décrire; comme le dit Pierre Gratiolet (1) : « nous pouvons considérer chaque moitié du squelette bucco-nasal comme formée de deux demi-ceintures composées de deux os chacune et tenant au moyen de l'un au corps des vertèbres crâniennes et par l'autre au bord buccal supérieur; la plus extérieure constituée par les palatins et les maxillaires tend à circonscrire les fosses nasales; la

(1) *Annales françaises et étrangères d'anatomie et de physiologie*, 1839. t. III, p. 193 et suiv.

plus interne, placée trop près de la ligne médiane, n'intervient plus dans le but de les circonscrire mais dans celui de les cloisonner. »

Avant de commencer la revue des principales variétés de malformation, je me crois obligé d'avertir que je considère plusieurs points comme acquis et que par conséquent je n'entreprendrai pas leur démonstration, renvoyant du reste aux auteurs qui se sont chargés de les résoudre.

Ainsi : 1° la division unique est toujours latérale et généralement située à gauche.

2° l'existence de l'os incisif longtemps controversée ne fait aucun doute pour nous (1).

3° la fissure alvéolaire se trouve suivant la ligne qui marquerait la suture de cet os avec le maxillaire (2), c'est-à-dire, allant du trou palatin antérieur à l'intervalle qui sépare la seconde incisive de la canine.

Nous avons vu sur la pièce marquée du n° A. 73 au musée Orfila, les traces évidentes de cette disposition. On a cité néanmoins, mais comme des exceptions, des cas où la ligne de séparation, au lieu de porter vis-à-vis la soudure, était sur l'incisif, pouvant même porter sur le milieu d'un germe dentaire (?).

Un des cas les moins compliqués consiste dans une simple atrophie d'un point du bord alvéolaire en re-

(1) Boymier, *du bec-de-lièvre, de son anatomie pathologique et de son étiologie*, thèse de Paris, 1859, p. 9 à 20. — Is. Geoffroy Saint-Hilaire, *anomalies de l'organisme*, t. 1, 1832, etc.

(2) Is. Geoffroy Saint-Hilaire, *loc. cit.* — Gratiolet, *loc. cit.* – Laroche, *Thèse sur les monstruosités de la face.*

gard de la fissure labiale. La jeune Marthe qui fait le sujet de l'observation VII en présentait un exemple remarquable; à travers l'écartement assez considérable de la lèvre à gauche, on ne voyait pas de bord alvéolaire, seulement, en examinant attentivement, on constatait qu'il était comme réduit à une lame mince n'ayant pas même l'épaisseur de la voûte palatine et déprimée vers la cavité nasale du même côté. En saisissant ce bord pour essayer sa résistance, il offrait une consistance membraneuse. Inutile d'ajouter qu'à ce niveau il n'y avait et ne pouvait y avoir aucune trace de dents. Nous nous demandons si, dans plusieurs cas de cette sorte et chez des enfants déjà d'un certain âge, cette disposition ne serait pas le reste d'une division autrefois plus considérable; toujours est-il que cette variété de complication peut à peine être comptée pour telle au point de vue opératoire.

En marchant vers un degré plus avancé, nous trouvons le rebord alvéolaire fendu en totalité, et cette fente se dirige vers le trou palatin antérieur. Sa direction en est nécessairement oblique. Il n'est pas rare qu'avec cette disposition, l'on constate d'autres particularités; ainsi la voûte palatine qui au delà du trou palatin antérieur paraît régulièrement constituée, peut pécher par la consistance; en effet, il semble qu'il y ait un arrêt d'ossification, les lames horizontales du maxillaire limitant un espace plus ou moins restreint dont les bords sont reliés par un voile membraneux qui complète le cloisonnement.

Que ce pont membraneux n'existe pas, qu'à la division labio-alvéolaire fasse suite la division de la voûte palatine et celle du voile du palais, comme nous l'avons vu dans la grande majorité des cas qui se sont présentés à notre observation, que cette malformation soit caractérisée par un écartement plus ou moins considérable, alors nous arrivons à la variété de bec-de-lièvre que j'ai particulièrement en vue dans ce travail (fissure labio-alvéolo-palatine). La raison en est qu'elle s'est offerte assez souvent à notre observation, que les résultats qui ont été obtenus par l'opération ont éte vraiment remarquables et enfin qu'elle a été l'occasion pour M. Giraldès d'introduire dans la médecine opératoire un procédé particulier qui nous paraît digne de fixer l'attention des chirurgiens.

Je vais donc m'arrêter un peu plus longtemps sur elle et avant d'aller plus loin je dirai que les principales considérations thérapeutiques dans lesquelles je pourrai entrer plus tard se rapporteront principalement à ce degré de malformation; c'est ici que nous allons rencontrer des dispositions très-curieuses et très-importantes à étudier et au point de vue de la malformation elle-même et au point de vue des conséquences pratiques que l'on peut en tirer; quelques-unes de ces dispositions nous aideront, je le crois, à comprendre l'inutilité de certains appareils, le vice même de certains procédés qu'on a imaginés dans un but thérapeutique.

Pour donner à ma description qui sera nécessairement écourtée, la clarté qui pourrait y manquer, je prierai le lecteur de jeter les yeux sur les deux figures qui sont à la fin de ma thèse et que j'ai dessinées aussi exactement, aussi fidèlement que possible : elles sont tirées d'un mémoire remarquable à plusieurs points de vue, du regrettable P. Gratiolet (1). La copie de ces figures a été contrôlée, du reste, par le crayon consciencieux de M. Léveillé. En se reportant aux légendes explicatives on m'évitera le soin d'appeler l'attention sur chacun des détails qui y sont représentés.

Fissure labio-alvéolo-palatine. — Nous la supposons d'abord unilatérale. Comme elle se trouve le plus ordinairement à gauche, il est entendu que nous la plaçons toujours de ce côté.

Nous avons affaire à une fissure avec écartement marqué :

Voici ce que nous constatons.

Du côté du maxillaire, ce qui frappe tout d'abord dans la disposition générale, c'est le défaut de symétrie des deux côtés. Ce défaut de symétrie se traduit par plusieurs points, les uns indiqués depuis longtemps par les auteurs, les autres sur lesquels on a été très-concis et enfin il en est dont nous n'avons trouvé mention nulle part.

La fissure étant latérale, l'une des moitiés prise en bloc est nécessairement plus volumineuse que l'autre, l'arcade alvéolaire a la plus grande partie de son cir-

(1) Déjà cité.

cuit, le plus grand nombre de dents ou de germes dentaires à droite de la division; de même, la surface palatine est plus étendue de ce côté : c'est un point noté par tout le monde, et s'expliquant par la soudure des os incisifs, à la partie la plus volumineuse; mais il nous semble qu'on s'est peut-être trop borné à constater seulement le défaut de symétrie sans chercher à en tirer les déductions qui nous paraissent avoir un grand intérêt pratique. On comprend que la division portant sur la moitié gauche de la voûte palatine, la moitié droite augmentera d'autant de volume que la première en perdra : mais il n'y a pas seulement détriment de la moitié gauche au profit de la moitié droite, il y a encore défaut de symétrie pour ainsi dire ou plutôt défaut d'harmonie dans le développement des deux côtés; cette simple considération qui pour Gratiolet s'était élevée jusqu'à lui faire dire « que les scissures « du palais et de la bouche expriment toujours un « défaut d'harmonie dans le développement simultané « des diamètres du crâne et de la face, » d'où il expliquait l'obliquité légère des fentes palpébrales, etc.; cette considération, dis-je, nous explique les dispositions suivantes :

Alvéoles moins développées à gauche, arcade dentaire moins saillante, atrophiée comparativement à l'autre, et, disposition qui nous a frappé plusieurs fois par son évidence, après que M. Giraldès eut attiré le premier notre attention de ce côté : arcade dentaire gauche appartenant à une circonférence d'un rayon moins grand que celle de droite et par conséquent pouvant être inscrite dans celle-ci (pour parler géométriquement). Il suffit de jeter les yeux sur la figure I pour voir qu'une force agissant de l'extérieur sur chacune de ces moitiés inégalement développées, dans le but de les rapprocher, ne pourrait absolument pas ramener leurs extrémités antérieures au même niveau : c'est dire que les avantages attribués aux appareils compresseurs dont on se sert encore pour aider au rapprochement des parties écartées, nous paraissent tout au moins illusoires.

Dans le cas actuel, sans parler de l'arcade alvéolaire dont les bords divisés, nous le répétons, ne seraient pas du tout rapprochés par ce moyen, ne voit-on pas que les parties molles, les lèvres de la division subiraient de la part de ces appareils des tiraillements plutôt qu'elles ne seraient sollicitées à la coaptation ?

Cette conséquence devient encore plus manifeste avec un autre genre de disposition qui suit le précédent presque toujours, surtout avec les progrès de l'âge. Le léger manque d'équilibre qui existe originellement entre les forces plastiques des deux moitiés latérales du corps (Gratiolet), continuant à se faire sentir, l'asymétrie augmente. Autant les forces paraissent latentes à gauche, autant elles font sentir leur influence à droite ; aussi, tandis que la partie alvéolaire gauche sommeille, pour ainsi dire, dans son développement, voit-on la partie droite en prendre jusqu'à l'hypertrophie, gagner une épaisseur notable et sa courbe diminuer à la manière d'un ressort qui se détend, qu'arrive-t-il alors? on a, comme chez le jeune Adolphe R.... (Observ. II) un rebord alvéolaire qui se dirige fortement en avant et dont l'extrémité antérieure formera comme une crête sur laquelle la lèvre amenée à coaptation sera tendue énormément. Ce n'est pas tout; le bord inférieur de cette arcade aura obliqué, se sera relevé de façon à regarder en avant, augmentant d'autant la longueur du pont labial à jeter sur la brèche; pour accroître encore les embarras de l'opérateur (embarras qui ne sont pas le produit d'une création de l'imagination) une ou plusieurs dents (que l'on devra arracher) et souvent le système dentaire, en général, toujours du côté droit, prenant une direction vicieuse, viendra se jeter au travers d'une opération dont on diffère quelquefois malheureusement trop l'époque. C'est encore une conséquence qui a sa valeur au point de vue de l'âge auquel il faut opérer; du reste c'est une question que nous examinerons plus loin.

Avant de quitter le maxillaire et les os palatins, et sans m'étendre davantage et sur l'os incisif qui reste soudé au côté le plus développé, et sur l'atrophie fréquente des germes dentaires du côté opposé, je dirai immédiatement que le voile du palais, en cas de division, se distingue sous forme de deux tubercules latéraux, celui de droite étant un peu plus volumineux. Si ce voile n'était pas divisé, la fissure serait naturellement la plus considérable à la partie antérieure, tandis qu'ordinairement, dans le cas de fissure complète, elle paraît plus vaste en arrière. Il est rare, croyons-nous, que la brèche présente sa plus grande largeur à la partie moyenne ; ajoutons que les bords de la fissure sont plus ou moins irréguliers, sinueux.

Nous arrivons à la disposition qu'affecte la cloison nasale. On peut dire que toujours le *vomer* est dévié de sa direction normale, plus ou moins rejeté du côté le plus développé, c'est-à-dire à droite : ce qui fait que la narine gauche est plus large, la droite étant quelquefois complétement obstruée. « Cette tendance du vomer à s'unir à l'un des os maxillaires, dit Gratiolet, devient un puissant moyen dont la nature use fréquemment pour combler le vide qui sépare les os maxillaires ; il n'est pas rare, en effet, de voir le vomer courbé sur lui-même à angle droit, devenir en partie horizontal et former ainsi la partie moyenne de la voûte palatine, en s'articulant soit avec un seul des os maxillaires, soit avec tous les deux à la fois. »

Quoi qu'il en soit, l'obstruction de la narine droite par suite de cette disposition de la cloison, obstruction allant quelquefois jusqu'à l'imperméabilité complète de cette narine, nous fournit encore l'occasion de tirer une conséquence pratique : c'est qu'il faut se garder d'employer des moyens comme celui qui consiste à traverser la base du nez par des épingles, pour en rapprocher les ailes, moyen inutile et dangereux ; inutile parce qu'on ne voit réellement pas quel but on poursuit en l'employant ; dangereux, parce que le résultat le plus clair qu'on en obtienne, c'est de fermer la seule narine qui était ouverte, et par conséquent interdire par là l'accès de l'air si nécessaire aux fonctions respiratoires de l'enfant.

Tels sont les principaux points que nous voulions toucher au sujet de l'état des parties osseuses dans la fissure labio-alvéolo-palatine unilatérale, fissure que nous avons prise elle-même pour type.

Les détails dans lesquels nous allons entrer maintenant et concernant soit la fissure double, soit la saillie de l'os intermaxillaire, soit même la variété appelée gueule-de-loup, nous retiendront moins longtemps.

Dans le cas de fissure labio-palatine *double*, la malformation est en général moins marquée à droite qu'à gauche ; c'est un fait qui a été signalé depuis longues années déjà (1), fait que nous-mêmes nous avons eu plusieurs fois l'occasion de constater. Toujours est-il qu'ici les deux fissures peuvent être plus ou moins complètes, avec écartement plus ou moins considérable ; partant l'une et l'autre de la ligne d'intervalle de la deuxième incisive et de la canine à droite et à gauche, pour se prolonger d'avant en arrière de chaque côté de la cloison, et entraîner la bifidité du voile du palais. Ces deux fissures, comme je l'ai dit, sont plus ou moins complètes, pouvant s'arrêter sur la voûte palatine, comme il peut se faire qu'elles en affectent principalement la moitié postérieure.

Au moment où l'on a l'enfant sous les yeux, il arrive quelquefois que l'une des deux fissures s'est en partie

(1) Legendre, *Soc. de Biologie*, 27 mars 1859.

comblée. C'est ce que nous avons pu constater chez les sujets des observations XII et XIV.

Ordinairement la ligne de cloison est bien marquée par la base du vomer qui reste médian quand il y a symétrie de malformation ; quant à la partie antérieure constituée par l'os incisif, elle a la forme d'un tubercule plus ou moins développé, plus ou moins épais, contenant les germes des quatre incisives le plus ordinairement, ou portant même, si le sujet est assez âgé, ces incisives plus ou moins régulièrement développées et dont nous ne pouvons fixer la direction absolue, car on les a vues pointer pour ainsi dire de tous côtés.

Nous n'avons qu'un pas à faire pour arriver à la variété compliquée de *saillie de l'os incisif.*

Celui-ci situé ainsi sur la ligne médiane comme une presqu'île, reliée à la face par un isthme quelquefois très-étroit, offre des différences de saillie plus ou moins grandes et semblant tenir à trois causes principales, ou bien à l'allongement du pédicule qui le relie au vomer ou bien à l'hypertrophie de sa masse entière ou encore à sa direction vicieuse, ce qu'il y a de plus commun, c'est de voir toutes ces dispositions plus ou moins réunies, hypertrophie générale, allongement du pédicule et direction vicieuse; celle-ci le plus souvent consistant dans un renversement du tubercule d'arrière en avant et de bas en haut, de sorte que les dents sortent et se dirigent presque horizontalement en avant. Le pédicule est quelquefois tellement allongé que les os intermaxillaires paraissent attachés à l'extrémité du nez figurant comme une trompe.

Tel était l'état présenté par une petite fille de la salle Sainte-Pauline, morte sans avoir été opérée.

De la disposition de ce pédicule découle une conséquence pratique importante.

Comme il est réduit à peu de hauteur, et le plus souvent à une minceur considérable, essayer d'en enlever une partie, c'est s'exposer infailliblement à interrompre totalement sur ce point sa continuité ; et de plus comme c'est à lui seul, malgré son exiguité, que les intermaxillaires doivent la solidité de leur appui, il en résulte qu'un procédé opératoire comme celui de Blandin entraîne la mobilité (et une mobilité persistante) du tubercule flottant pour ainsi dire au devant de la bouche.

Ces jours derniers entrait dans le service de M. Giraldès un enfant de quinze jours qui présentait l'intermaxillaire tellement développé, que, chez lui, il n'y avait pas à songer à le déprimer pour le faire entrer dans une bouche qui ne l'eût pas contenu, aussi dans des cas semblables la résection totale de l'intermaxillaire sera une conséquence pratique tirée de son volume exagéré.

Après avoir parlé de la saillie considérable des os intermaxillaires, je dois mentionner la disposition inverse, c'est-à-dire consistant dans une atrophie plus ou moins marquée : le rebord incisif forme alors comme une simple bande étendue sous la cloison nasale. Une petite fille est morte dernièrement dans le service de M. Giraldès, laquelle offrait un type de ce genre de malformation; l'état général assez mauvais dans lequel elle se trouvait n'avait pas encore permis de tenter une opération réparatrice.

Si les intermaxillaires manquent complétement avec la lèvre; si cette brèche médiane de la partie antérieure se continue jusqu'au fond du pharynx par l'absence de voûte palatine, la cloison n'étant plus qu'un relief à peine visible en haut, la malformation est des plus graves; en un mot, c'est la gueule-de-loup, opérable encore quand elle n'est que variété chirurgicale; mais qui sort de notre cadre si elle est variété tératologique, se liant à d'autres monstruosités comme la monopsie, l'anencéphalie, etc., tels sont les cas rapportés par Tiedemann, par Dubreuil (*Gazette médicale de Paris*, 1835, p. 243) et par Bouisson, etc.

Après avoir fait ce rapide aperçu des formes précédentes du bec-de-lièvre compliqué, après avoir examiné les principales malformations du côté des parties osseuses, il nous resterait à jeter un coup d'œil sur les *parties molles*.

Ce second point m'arrêtera peu de temps; je n'aurais guère qu'à répéter ce qui se trouve dans les ouvrages classiques, et je ne puis mieux faire que d'y renvoyer. (*Compend. de chirurgie*, t. III, livraison 14e.)

Il y aurait à parler ici des lèvres, du nez, du voile du palais, et même de la langue; j'ai déjà parlé plus haut du voile du palais, je n'y reviendrai pas.

Quant à la *langue*, dont le volume plus ou moins considérable devient parfois assez gênant, elle s'habitue à prendre élection de domicile (du reste, où se logerait-elle?) dans la brèche labio-palatine; aussi elle peut être une cause de désunion des lèvres et d'insuccès opératoire. MM. Goyrand (d'Aix) et Broca, pour parer à cet inconvénient, ont imaginé des appareils destinés à l'abaisser et à la comprimer jusqu'à un certain point. Nous croyons ces appareils dangereux par la gêne insupportable qu'ils doivent occasionner, et nous aimerions peut-être mieux nous exposer aux inconvénients de l'organe qu'à ceux de l'appareil.

Du nez. — La fissure étant à gauche, nous avons vu quelle direction prenait le vomer qui soutient toute la charpente du nez, à plus forte raison les parties qui le recouvrent. L'aile gauche est élargie, considérablement épatée, se couchant, pour ainsi dire, sur l'ouverture correspondant à la fissure, tandis que la droite offre la disposition inverse, ramassée sur elle-même, ne présentant qu'un léger orifice et quelquefois ne présentant que la trace d'un pertuis, comme chez le sujet de l'observation XII, et comme l'a remarqué Gratiolet.

La narine gauche seule sert donc au passage de l'air. Cette vicieuse disposition commandée par le vomer (partie dure), pensera-t-on donc la corriger en agissant sur les ailes du nez (parties molles), qui obéiront plus ou moins à la force qu'on leur appliquera? c'est possible, mais pour aller où?.... du côté de la face qui paraît moins large rejoindre le vomer, et, en admettant qu'on y parvienne, on aura un nez dont on forcera encore plus la position à droite. La symétrie de la face n'y gagnera pas, loin de là; mais un autre inconvénient, et qui porte plus de dangers avec lui, ce sera d'obturer plus ou moins la seule ouverture nasale ouverte, inconvénient que nous avons déjà signalé; d'où un reproche assez grave que nous nous croyons en droit de faire à l'épingle de M. Phillips et à la serre-fine nasale de M. Guersant.

Des lèvres. — La disposition des lèvres est assez connue pour que nous n'en parlions pas; elle est décrite partout. Aussi, elles ne nous arrêteront qu'à un point de vue, celui de leur différence de niveau qui est si frappant dans quelque cas, différence de niveau tenant, et à la disposition de la fissure, et à la différence de développement, de saillie des parties osseuses qui les supportent : lèvre gauche atrophiée, lèvre droite hypertrophiée dans le cas de fissure unique et dans le cas de fissure double avec saillie de l'os incisif, atrophie des deux ailerons latéraux qu'il paraît impossible d'amener au contact avec les côtés du tubercule médian, et, à plus forte raison, au-dessus de ce tubercule, quand il est à peine recouvert d'une parcelle cutanée, comme c'est la règle. L'étude de ces dispositions nous fortifie encore dans notre conviction, que des appareils compresseurs agissant sur les parties latérales avec la prétention d'aider au rapprochement ne peuvent promettre que des résultats pour le moins illusoires.

Je mets à part l'influence que la compression peut avoir sur le tubercule médian, en cas de saillie peu prononcée ; mais si, dès en terminant ce chapitre, je voulais exprimer l'impression générale, au point de vue thérapeutique, qui me reste de l'étude à laquelle je viens de me livrer, je dirais : C'est dans les lèvres elles-mêmes qu'il faut chercher un moyen de reparation, et en agissant sur elles presque exclusivement.

CHAPITRE II

§ 1. INDICATIONS DE L'OPÉRATION.

« En consultant l'histoire, depuis les Indiens, on voit « que de tout temps on a songé à masquer les diffor- « mités, surtout les difformités de la face. Il ne serait « donc pas étonnant que l'art de guérir, proprement « dit, eût été devancé par l'art de corriger les diffor- « mités. »

Ces paroles de Vidal (de Cassis) (1), qu'on peut appliquer si justement au bec-de-lièvre, nous semblent résumer d'une manière générale les indications de l'opération. Que nous représente le bec-de-lièvre compliqué?

D'une manière absolue, c'est une malformation entraînant de la difformité et l'on sait jusqu'à quel degré peut aller cette difformité.

La face prend un aspect horrible, repoussant, et cette partie que l'on a appelée la plus noble de l'homme, qui

(1) *Pathologie externe*, t. Ier, p. 223, 5e édition, 1861.

a inspiré de si belles pages aux philosophes aussi bien qu'aux naturalistes, sur le jeu de laquelle Gratiolet, quelques jours avant sa mort, entretenait ses auditeurs avec tant de charme; cet *os sublime* enfin, semble avoir subi une dégradation profonde; póur la caractériser, on n'a pas craint de chercher des comparaisons chez les animaux, et pour la désigner, les noms de bec-de-lièvre (rictus leporinus), de gueule-de-loup (rictus lupinus) ont paru très-heureusement trouvés.

Mais je ne veux pas entrer dans des considérations d'un ordre aussi élevé; d'autres que nous sont plus autorisés pour le faire; ce que j'en ai dit suffit, je pense, pour qu'on puisse juger du rôle que le chirurgien est appelé à remplir. Il est ici le redresseur des torts de la nature : il est sollicité à ce rôle, et par le malheureux qui en est victime ou par sa famille, et par la crainte de voir une telle malformation porter atteinte non-seulement à la régularité des fonctions, mais encore à l'existence; car « l'harmonie, dit Bichat (1), est aux fonctions des organes ce que la symétrie est à leur conformation. »

Nous avons été témoin chez de jeunes enfants de la honte et même du désespoir où les mettait cette difformité. Un jeune garçon, entré à l'hôpital des Enfants pour être opéré d'un bec-de-lièvre compliqué avec saillie de l'os intermaxillaire, était arrivé à un tel désespoir qu'il en était comme hors de

(1) *Recherches physiologiques sur la vie et la mort*, 1862, p. 12.

lui. Non-seulement, il fuyait ses petits compagnons, mais encore se cachait sous les lits, dans les coins, cherchant partout un lieu d'isolement et y restant des journées entières, et quand on le découvrait dans sa retraite, qu'on l'appelait pour l'examiner, c'était de force qu'il fallait le conduire; il se mettait alors dans un état qui excitait vivement la pitié.

Mais ce n'est pas seulement aux idées d'amour-propre, certainement bien placé, du patient que le chirurgien obéit en opérant. Il va chercher ailleurs encore ses indications; des motifs plus urgents entraînent sa décision.

Ce sont les fonctions nutritives qui souffrent, c'est, dans le jeune âge une porte qu'il voit ouverte à plusieurs affections, comme le muguet, etc., c'est l'impossibilité de la succion et en regardant un peu plus loin dans l'avenir, peut-être l'augmentation de sa difformité, l'embarras dans la prononciation poussé quelquefois jusqu'à l'impossibilité de se faire comprendre, et par suite, comme le dit M. Velpeau (1), le développement moins complet de l'intelligence.

Si, à toutes ces raisons, nous ajoutons que cette malformation ne tend pas à guérison spontanément, que souvent même elle s'affirme avec l'âge, nous croyons que nous aurons amplement justifié l'intervention du chirurgien.

(1) *Médecine opératoire*, t. III.

§ II. CONTRE-INDICATIONS A L'OPÉRATION.

Nous puisons les contre-indications à l'opération dans l'état du sujet, dans les conditions où il se trouve.

1° Nous n'opérerons pas un sujet inopérable, par exemple un enfant qui présenterait d'autres vices de conformation incompatibles avec la vie (ce qui se voit dans certains cas de gueule-de-loup).

2° Nous n'opérerons pas un enfant manifestement débilité, pour une cause ou pour une autre, ne présentant pas assez de chances de viabilité; qu'il soit né avant terme, ou que, né à terme, il ait dépéri depuis sa naissance, portant avec lui ou un vice héréditaire (syphilis) ou une maladie acquise, une affection du tube digestif, (muguet, ramollissement de l'estomac, diarrhée), une affection des voies respiratoires (pneumonie, coqueluche), un exanthème (rougeole); dans ce cas, dis-je, nous n'opérerons pas, ou du moins nous différerons l'opération jusqu'à ce que le sujet présente de bonnes conditions de succès.

3° Une autre contre-indication serait le défaut d'un *entourage satisfaisant;* par là nous désignerons l'air que l'enfant respire, les soins intelligents dont il doit être environné, en un mot les conditions de salubrité, de soins, si nécessaires à la réussite de l'opération.

Ces contre-indications connues, l'exposé de nos indications se trouve complété; c'est-à-dire qu'un sujet ne présentant aucune de ces contre-indications peut-être opéré. L'âge doit-il entrer en considération? C'est une question que nous allons étudier.

§ III. DE L'AGE FAVORABLE A L'OPÉRATION.

Nous touchons ici à un point qui a été bien controversé et qui l'est encore. Déjà les chirurgiens du XVIIe siècle avaient agité la question de savoir s'il était préférable d'opérer dans les premiers temps de la naissance, ou d'attendre à une époque plus reculée comme cinq ou six ans, même jusqu'à quinze ans; et comme toujours dans ces sortes de questions, il y eut des partisans des deux opinions.

A la fin du XVIIIe siècle, nous retrouvons les deux camps bien partagés et combattant chacun pour sa cause, et dans un mémoire de Louis (1), nous lisons déjà les raisons qu'émettent chacune des parties.

C'est d'une part Dionis et Garengeot, qui ne veulent pas opérer, le premier, avant que l'enfant ait cinq ou six ans, le second, avant qu'il ait quatre ou cinq ans; « car un enfant à la mamelle, dit Dionis, ou qui crie fort souvent n'est point en état de subir cette opération qui demande du repos; il faut qu'il soit dans un âge où il puisse réfléchir et être sensible au malheur d'avoir cette incommodité et que la connaissant il en souhaite la guérison et se résolve à tout endurer pour y parve-

(1) *Mémoires de l'Académie royale de chirurgie*, t. IV, 1784, p. 385 et suiv.

nir; quand même le chirurgien voudrait l'entreprendre avant ce temps-là, il n'y pourrait pas réussir, vu que les lèvres de l'enfant ne sont pas assez épaisses, ni assez solides pour soutenir les aiguilles qui sont nécessaires dans cette occasion. » Et M. de Garengeot venant à sa suite dit : « Qu'il faut nécessairement différer l'opération jusqu'à ce que les enfants aient quatre ou cinq ans; ce temps où la peau a non-seulement plus de consistance, mais où les promesses de ce qui peut les flatter, ou bien la crainte qu'on leur inspire de rester toujours avec cette difformité, leur fait souffrir patiemment tout ce qu'il faut faire pour l'heureuse réussite de cette opération. »

Tout après, l'opinion contraire est soutenue par Le Dran qui n'approuve pas ce délai, « les auteurs (c'est lui qui parle) ne veulent pas qu'on opère les enfants du bec-de-lièvre parce que, disent-ils, les enfants crient, ce qui est capable sinon de rompre les points de suture, du moins de faire déchirer la lèvre. Cette raison qui paraît plausible est démentie par l'expérience, j'ai fait l'opération à des enfants de tout âge *même à la mamelle* et en assujettissant bien le tout avec la suture sèche, j'ai toujours réussi, etc. »

Nous voyons dans ce mémoire que Roonhuysen opérait dix semaines après la naissance; Muys donnait l'âge de six mois, craignant la sécabilité des tissus; — Heister opérait aussi d'assez bonne heure. Busch (de Strasbourg) soutenait au siècle dernier une thèse latine en faveur de l'opération précoce : ce travail, que M. Giraldès a cherché sans pouvoir le rencontrer jusqu'à présent, a été analysé en partie par Louis.

Dans le mémoire de Louis nous voyons encore Heister, répondre aux anciens qui craignaient l'hémorrhagie que celle-ci s'arrête à l'instant que les lèvres de la plaie sont rapprochées et maintenues réunies.

C'est un peu à dessein que nous faisons ces citations pour montrer que la plupart des arguments de nos jours ont été donnés il y a longtemps et réfutés déjà et que nous n'avons pas l'intention de les reprendre tous par la suite.

En nous raprochant un peu plus de notre époque nous rencontrons les noms de Bonfils père, de M. Velpeau, qui se rattachent à l'opération hâtive. — Comme le dit Vidal (de Cassis), Roux partisan autrefois de l'opération tardive a fait défection. . . . .

Dupuytren est d'avis qu'il faut attendre l'âge de trois mois et qu'on peut opérer à partir de cet âge. Boyer et Sanson opéraient entre trois et cinq ans.

On voit donc par ce simple aperçu que la question avait déjà occupé beaucoup de monde, mais les opinions ne s'étaient encore fait entendre que par des voix isolées; il faut arriver à l'année 1845 pour lui voir prendre des proportions considérables.

Avant d'aller plus loin faisons remarquer que cette question est très-complexe, et à cause de la nature de la malformation elle-même qui revêt tant de variétés, et aussi à cause de l'époque qui se prête à bien des interprétations.

Et d'abord l'âge. A quelle époque l'opération sera-t-elle précoce, à quelle autre sera-t-elle tardive?

L'opération hâtive, en cas de bec-de-lièvre compliqué, l'est-elle encore, faite aux mêmes époques, en cas de bec-de-lièvre simple?

Autant de questions qu'il faut bien distinguer :

De plus un autre élément complique la solution du problème ; il y a des auteurs qui ont une opinion tranchée et d'autres, modérée, restrictive.

Nous tâcherons, dans les pages suivantes où nous aurons surtout en vue le bec-de-lièvre compliqué, de distinguer ces différents éléments et d'arriver à une conclusion aussi claire et aussi précise que peut le comporter un pareil sujet.

En voyant les phases par lesquelles cette question a passé, les noms illustres attachés à sa discussion, l'importance qui lui a été donnée, on est porté à se laisser convaincre que la réussite de l'opération dépend presque uniquement de l'époque que l'on aura choisie pour la faire. Nous croyons que c'est exagéré, et nous ne sommes pas seul à le penser.

En 1845 M. P. Dubois(1) s'appuyant sur sept opérations heureuses de bec-de-lièvre— quatre simples, deux avec division de la partie postérieure de la voûte palatine et un tout à fait compliqué et unilatéral, — faites dans les premiers jours de la naissance (de trente heures à quinze jours) préconisait à l'Académie Royale

(1) *Bulletin de l'Académie de médecine*, 1845, t. X, p. 760 et suiv.

de médecine l'opération faite immédiatement après la naissance; Roux se levait ensuite pour dire qu'il admettait les conclusions qu'il venait d'entendre, sauf pour le cas de bec-de-lièvre compliqué et M. P. Dubois déclarait que là aussi il différerait l'opération.

Quoi qu'il en soit, voici les avantages incontestables qu'il attache à l'opération immédiate :

1° Les enfants ont alors à peine la conscience de la douleur et il est certain qu'ils n'en conservent pas le souvenir et n'en ont pas la précision, aussi le sommeil s'empare-t-il d'eux aussitôt après l'opération.

2° Chez ses petits opérés, l'hémorrhagie a été très-légère et n'a occasionné aucune espèce d'accident; la réunion des bords a été prompte et solide, chez aucun d'eux les tissus n'ont été coupés par les aiguilles ou les ligatures.

En tous cas les effets de la sécabilité des tissus sont très-facilement atténués et même prévenus par la promptitude de l'adhésion.

3° L'alimentation n'est nullement suspendue; deux ont été nourris à l'aide du biberon, les autres par l'allaitement naturel. Les difficultés dépendant des efforts de succion ne sont pas réelles, et ne doivent pas amener de craintes exagérées.

4° L'opération faite de bonne heure laisse après elle des traces moins apparentes et moins persistantes.

5° On n'augmente pas (Bonfils, de Nancy) sensiblement les chances de mortalité qui pèsent sur cet âge; il ne faut pas rejeter, sur l'opération, des morts qui seraient arrivées sans elle, seulement il faut différer l'opération chez les enfants délicats, nés avant leur terme régulier, s'éloigner des causes d'érysipèle, etc.

6° L'opération du bec-de-lièvre chez les jeunes enfants est très-facile, les soins consécutifs le sont également, la réunion est rapide et sûre, l'éducation des enfants plus aisée, et enfin l'écartement des os (s'il existe) s'efface plus promptement.

Et à tout cela il ajoute :

« C'est un grand malheur, Messieurs, pour une famille qui occupe par ses lumières ou par sa fortune une certaine position sociale, que la naissance d'un enfant dont la difformité est aussi apparente et aussi choquante que l'est celle du bec-de-lièvre ; c'est un chagrin profond et incessant pour une mère, chagrin que ravivent à chaque instant le spectacle du mal et la comparaison cruelle que présente à l'esprit la vue d'un autre enfant. »

Telles sont, en résumé, les idées émises par M. P. Dubois.

Dans la période de temps qui s'écoula de 1845 à 1856, se produisirent, soit dans les sociétés savantes, soit dans les journaux ou recueils périodiques de médecine, quelques observations isolées, les unes pour, les autres contre, mais sans agiter sensiblement le public médical ; — ce rôle était réservé à la Société de chirurgie.

Ce fut à la séance du 2 janvier 1856 que la discussion s'engagea, discussion qui occupa trois séances et qui emprunte une grande importance à la valeur considérable de ceux qui y prirent part (1).

A propos d'une présentation faite par M. Guersant d'un enfant de douze jours affecté de bec-de-lièvre, M. le professeur Denonvilliers amena la question sur l'âge favorable à l'opération. Je dois consacrer quelques détails à ces séances où, concurremment avec les anciens, ont été produits des arguments nouveaux ou exposés sous des formes nouvelles. On peut, du reste, les considérer comme les plus sérieux, et ceux qui ont été émis depuis ne font que graviter autour d'eux.

Avec M. Denonvilliers s'éleva, contre l'opération immédiate, le regrettable M. Michon (qui attend quinze ou dix-huit mois pour opérer). MM. Lenoir et Danyau se déclarent pour l'opération qui suit les premiers jours de la naissance, et M. Marjolin paraît se ranger de leur côté.

Entre ces deux partis se placent ceux qui ont une opinion moins tranchée : M. Guersant, qui établit trois périodes ; M. Broca, qui reconnaît que l'opération immédiate prépare incontestablement des résultats plus brillants ; M. Chassaignac, qui dit que très-bon nombre d'enfants résistent très-bien à l'opération ; M. Demarquay, qui donne l'âge (deux ou trois ans) où Blandin opérait les cas compliqués, et M. Gosselin, qui dit la mort survenir plus facilement à la suite de l'opération immédiate, qu'à six mois.

(1) *Bulletin de la Société de chirurgie*, t. IV, p. 329. Séances des 2, 9 et 16 janvier 1856.

Tels sont les principaux orateurs dont nous avons cru pouvoir exactement interpréter l'opinion.

Tous les arguments qui ont été dirigés contre l'opération immédiate et qui ont été portés principalement par MM. Denonvilliers et Michon, nous paraissent basés :

1° Sur les insuccès de l'opération ;

2° Sur les délabrements d'une opération qui serait trop lourde à supporter pour le nouveau-né ;

3° Sur la mortalité qui pèse sur les nouveau-nés en général, et sur les enfants affectés de bec-de-lièvre en particulier.

A. M. Guersant, venant de donner une petite statistique de cinq morts sur cinq opérés, et, ne croyant pas devoir attribuer ces revers au procédé opératoire employé, M. Denonvilliers subordonne alors la question de médecine opératoire à celle de l'âge, et, dit-il; dans le cas de M. Guersant, la mort ne devant pas être attribuée à l'opération, alors c'est l'âge du sujet qui en est la cause, et alors il faut s'abstenir d'opérer et attendre plus tard. Cette déduction, qui paraît nécessaire, logique, nous semble un peu absolue, car il est un renseignement que nous voudrions avoir : les enfants étaient-ils bien portants, du reste, au moment de l'opération, en un mot, présentaient-ils assez de chances de viabilité ? Nous croyons avoir assez de cas présents à la mémoire pour être autorisé à tenir grand compte de ces conditions d'état général.

De prime abord, une statistique de cinq morts sur

cinq opérés n'est pas du tout engageante; mais n'est-il pas encore permis de supposer que, même sans opération, quelques-uns de ces enfants seraient morts. — Morel-Lavallée dit qu'il conserve dans l'alcool des pièces d'enfants qui ont succombé sans opération, probablement sous l'influence des mauvaises conditions hygiéniques de l'hôpital.

Lenoir dit aussi qu'à l'hôpital il a eu des insuccès, mais qu'il compte des succès en ville. M. Marjolin insiste sur la nécessité que l'enfant soit dans de bonnes conditions.

Un peu plus loin, M. Guersant ajoute qu'il avait été engagé à opérer par deux succès qu'il avait obtenus, ce qui rend son tableau un peu moins sombre.

Pourquoi ne rappellerions-nous pas à M. Guersant les succès qu'il a obtenus, et qu'un de ses anciens internes, M. le docteur Henry, a publiés dans l'*Union médicale* en 1853?

Enfin, si nous faisons appel aux résultats de la pratique de M. Giraldès, nous verrons que de la question d'âge exclusivement est loin de dépendre l'insuccès des opérations.

Sur les observations que nous publions, on peut voir que l'opération a été faite heureusement, aussi bien tout après la naissance qu'à une époque plus reculée.

Faut-il citer des cas de succès et des cas remarquables? On n'a qu'à feuilleter les journaux. — Ainsi, pour ne faire que quelques citations :

Delmas, de Montpellier, a opéré deux heures après

la naissance un bec-de-lièvre compliqué, et avec succès. (*Ephémérides médicales* de Montpellier, 1827, t. VI, p. 377.)

Et, pour ne pas tant nous éloigner, consultons la pratique de quelques-uns de nos maîtres : M. le professeur Depaul, continuateur des idées de M. P. Dubois; M. Richet, etc. Nous pouvons renvoyer aux tableaux qui se trouvent dans l'article *Bec-de-lièvre* du *Nouveau Dictionnaire de chirurgie et de médecine pratique*, 1866.

En définitive, qu'on obtienne des insuccès, car malheureusement on en obtient (quel opérateur, quelle opération et quel âge n'en comptent pas?), tout est-il donc perdu pour cela? N'a-t-on pas la latitude de pouvoir recommencer? Dans quelques cas même, que l'on a considérés comme des insuccès, et où il n'est resté qu'un petit pont de la réunion tentée, ce simple petit pont a pu faciliter considérablement la réussite d'une seconde tentative ; que dis-je? dans les livres, on trouve des cas où un seul pont résistant a suffi pour assurer le rapprochement des parties divisées (1).

Par conséquent, l'opération immédiate, par elle-même, ne nous paraît pas justiciable des insuccès, des revers qu'on lui attribue, pas plus que l'opération tardive.

Si nous descendons un peu plus dans les détails de la question, quelles seraient les principales causes d'insuccès? On a donné : l'indocilité, — la succion impossible, — la mollesse des tissus, — la douleur, —

(1) Bouisson, *loc. cit.*

l'affaiblissement, suite d'une opération, — tous arguments déjà réfutés depuis longtemps.

B. M. Michon, prenant la parole, commence par dire que, « si on opère un bec-de-lièvre compliqué immédiatement après la naissance, l'enfant peut être considéré comme sacrifié. » C'est une parole un peu dure pour les partisans de l'opération immédiate. Examinons sur quoi il se fonde pour la prononcer : sur ce que « l'opération est très-longue, très-grave, que l'enfant perd beaucoup de sang. » En vérité, ces raisons ne nous semblent pas devoir justifier une telle conclusion; le point de départ nous en paraît trop absolu. — Que l'opération soit grave, nous ne le nions pas; mais qu'elle soit nécessairement *très-grave, très-longue*, que l'enfant perde *beaucoup de sang*, nous l'admettons comme une possibilité, mais non pas comme une nécessité.

Plus la malformation est considérable et plus on court le risque de rencontrer ces dangers; aussi doit-on chercher à contrebalancer ces mauvaises chances en réunissant autour de soi les meilleures conditions possibles.

Il est vrai que M. Michon avait en vue surtout le bec-de-lièvre compliqué avec saillie de l'os intermaxillaire ; mais, même d'après un cas qu'il cite, où il opéra à deux ans avec succès, l'enfant avait déjà, dit-il, subi une première tentative infructueuse. Donc, observerons-nous, il n'avait pas pour cela été sacrifié.

Un enfant bien portant du reste, à la naissance, ne

nous paraît pas avoir aussi peu de résistance qu'on semble lui en attribuer. Non pas que nous voulions lui en donner plus qu'il n'en a ; mais, dit Bouisson (1), il ne reçoit qu'une faible impression d'une action chirurgicale aussi limitée. Nous avons vu nous-même opérer plus de vingt enfants qui ont nécessairement perdu un peu de sang, sur lesquels on était obligé de faire plusieurs incisions, etc., et nous ne nous rappelons en avoir vu aucun présenter, après l'opération, des accidents qui fûssent attribuables à l'opération ; il nous semble inutile d'ajouter qu'on doit néanmoins s'efforcer de les éviter.

Avant de quitter ce point, prenons acte de ce que dit encore M. Michon ; en opérant plus tard « le manuel à la vérité est un peu plus difficile, le vomer plus dur, les bords plus écartés, la lèvre plus courte. »

D'après lui, l'opération est moins lourde plus tard, mais plus tard aussi les délabrements qu'elle doit entraîner seront plus considérables, les chances de succès diminuées d'autant. La conséquence nous paraît logique.

C. La mortalité. — Nous avons entendu plusieurs fois M. Giraldès dire que : sur cent enfants pris à la naissance et placés dans des conditions ordinaires, cinquante seulement, ou la moitié, atteignent l'âge de cinq ans, les cinquante autres meurent avant. Et si ces cent enfants sont dans un milieu d'hôpital, alors, au

(1) *Loc. cit.*

lieu de cinquante ou de la moitié, c'est un chiffre de soixante à quatre-vingt qui exprime la mortalité. Et si l'enfant est atteint de bec-de-lièvre compliqué, n'est-il pas dans des conditions aussi défavorables, que dis-je ! ces conditions ne sont-elles pas considérablement aggravées ? Il n'est personne, je crois, qui ne le reconnaisse. M. le professeur Denonvilliers lui-même note aussi la fréquence des morts chez les enfants atteints de bec-de-lièvre, opérés ou non opérés, soit par scarlatine, affection intestinale, etc., *d'où la prédisposition fâcheuse aux maladies graves des sujets atteints de cette difformité.*

Puis, renforçant pour ainsi dire l'argument de Dupuytren (qui objectait dans ses leçons orales qu'en opérant des enfants très-jeunes, on augmente les chances de mortalité qui pèsent déjà sur cette première période de la vie), il ajoute :

« S'il en est ainsi, est-il sage d'opérer, d s la naissance des enfants si évidemment menacés de la mort ? Ne vaut-il pas mieux s'abstenir et laisser ces pauvres petits êtres se débattre librement contre les mauvaises chances qui pèsent sur eux ? »

Ici encore nous ne tirons pas la même conclusion que M. Denonvilliers, et si nous nous permettons de mettre nos opinions en regard des siennes, c'est que nous y sommes encouragé par l'appel loyal qu'il fait à l'expérience et à la pratique de tous ses collègues. Notre modeste personnalité n'a certainement pas la prétention de se croire interpellée, mais enfin nous tentons, dans la mesure de nos forces, comme simple disciple, de répondre à la voix d'un maître par les considérations et les réflexions que nous ont suggérées l'enseignement et la pratique d'un autre maître.

De plus, c'est un devoir et un besoin pour nous de soumettre à la Faculté nos doutes, et de lui exposer en même temps les raisons qui entraînent notre conviction.

Etant donc admis les points suivants :

Que la mortalité est malheureusement très-grande chez les enfants, qu'elle augmente encore dans le milieu d'un hôpital, enfin qu'il y a prédisposition fâcheuse aux maladies graves des sujets atteints de bec-de-lièvre compliqué; on doit pour être juste ne pas rejeter si souvent sur l'opération les cas de mort.

Maintenant nous allons plus loin : puisque l'existence de cette difformité est une prédisposition fâcheuse aux maladies graves, pourquoi refuserait-on absolument de voir, dans l'opération immédiate, peut-être un moyen de combattre cette prédisposition fâcheuse? Pourquoi ne serait-il pas sage d'opérer dès la naissance des enfants si évidemment menacés de la mort? L'enfant vient au monde; son état général est meilleur qu'il ne sera dans quelques jours : le séjour dans le sein maternel lui rendant inutiles les fonctions de ses premières voies, il n'y a pas éprouvé le détriment qui doit résulter, au point de vue fonctionnel, de leur malformation, quand il devra vivre de sa vie propre. Est-ce alors chose si irrationnelle que de chercher à profiter de cet état général encore intact, pour fermer une porte ouverte à tant de causes de mort? Nous avons peine à le croire. Le conseil de s'abstenir et de *laisser ces petits êtres se débattre librement contre les mauvaises chances qui pèsent sur eux*, nous semble porter le chirurgien à se tenir dans un rôle un peu trop passif. Ce qui nous fait parler ainsi, c'est le souvenir de quelques enfants que nous avons vus s'étioler et mourir lentement dans les salles, achevant un dépérissement qu'ils avaient commencé dans leur famille; et cependant, ils étaient nés bien portants, vivaces, au dire même des parents, et quand on les présentait à l'hôpital, ils étaient déjà dans un état tel qu'il éloignait d'eux toute idée d'opération, aspect cacochyme, maigreur, rides, et comme un plissement général de la peau, diarrhée, souffle à moitié éteint, température abaissée, etc., toutes contre-indications s'il en fut jamais.

En se représentant un si triste tableau, le chirurgien peut-il être taxé de ne se laisser aller qu'à une coupable imprudence, quand il tente les hasards d'une opération? Doit-on toujours le condamner de ce qu'il condescende aux vœux de la famille? On a vu et l'on voit encore tous les jours des cas où l'attente a été funeste, et le chirurgien qui opère, n'opère pas pour le seul plaisir d'opérer, tout le monde le reconnaît; il faut bien que des raisons majeures influent sur sa décision, en dépit des arguments dirigés contre l'opération immédiate. Une conviction bien arrêtée ne se modifie pas comme des arguments et il faut bien le dire, ceux-ci

sont toujours à peu près les mêmes de part et d'autre; répétés par des bouches différentes, ils paraissent augmenter de nombre et de valeur; à les voir accumuler, il semble qu'on entasse Ossa sur Pélion et Pélion sur Ossa, que la partie adverse doive en être écrasée et l'on s'écrie, comme M. Mirault (d'Angers), en sollicitant le titre de membre correspondant de la société de chirurgie (1) : « C'est avec raison que vous vous êtes dé-
« clarés contre l'opération précoce du bec-de-lièvre
« compliqué, et M. Michon, l'un de nos savants col-
« lègues, n'a point formulé son opinion d'une manière
« trop énergique, en disant qu'un enfant qu'on opère
« dans cette situation extrême est un enfant sacrifié.
« Cette décision émanée d'hommes aussi compétents,
« dissipera, n'en doutons pas, la pénible incertitude des
« jeunes praticiens, et mettra un terme à des tentatives
« hasardeuses qui compromettraient l'honneur de
« notre art, en même temps que des intérêts sacrés.
« Ce n'est pas avec moins de satisfaction que j'ai lu
« que vous avez frappé d'une réprobation presque
« égale l'opération de bec-de-lièvre simple, pratiquée
« dès la naissance. En effet, de tous les motifs que l'on
« a produits en faveur de cette opération, qu'à juste
« titre on a nommée prématurée, il n'en est aucun qui
« soit sérieux (*sic*); la seule indication avouable, celle
« qui domine toutes les autres, c'est la sécurité du pe-
« tit être qui est confié à nos soins. Or, un chirurgien

(1) *Bulletin de la société de chirurgie*, t. IV, p. 435, séance 18 avril 1857.

« prudent ne perdra point de vue une règle si « sage, etc. »

Nous demanderons tout de suite à M. Mirault s'il croit garantir cette sécurité en restant les bras croisés (qu'on nous passe l'expression) devant un enfant voué à tant de causes de mort.

Cette sorte de condamnation sans appel de l'opération immédiate, nous a fait rechercher quels pouvaient être les considérants d'où part M. Mirault pour prononcer son jugement. Nous croyons les avoir trouvés dans une lettre publiée en 1845 dans le *Journal de chirurgie* de Malgaigne (t. III, p. 5 et suiv.).

Nous ne pouvons les détailler ici, mais résumons-les :

ARGUMENTS DES PARTISANS	RÉFUTÉS PAR M. MIRAULT.
	1° *De l'opération immédiate.*
Les chairs sont plus vasculaires.	Cela n'a point de valeur réelle.
Après l'opération, l'enfant ne crie pas, est étranger à la crainte.	Objecte la sensation pénible du bandage, la douleur des aiguilles, des fils qui entament la peau, le renouvellement de l'appareil (?).
L'opération est facile.	Pas toujours ; de plus, il y a à craindre l'hémorrhagie.
L'enfant sera empêché plus facilement de téter, n'en ayant pas l'habitude.	La privation de nourriture est dangereuse (!).
La cicatrice sera moins apparente.	Ce n'est pas prouvé.
Rapprochement de la voute palatine.	Admis.
Allaitement plus facile.	.....

2° *De l'opération dans le cours de la première année.*

Favorise en outre le développement de l'intelligence.	Ceux qu'il a opérés étaient très-intelligents.
(*Velpeau*).	

3° Quant à *l'opération faite entre trois et cinq ans* à laquelle il paraît se rattacher, voici les avantages qu'il lui attribue :

1° La raison des enfants vient en aide à l'opérateur ;

2° La possibilité pour eux d'avaler des liquides sans faire de mouvements des lèvres ;

3° La mollesse et la sécabilité n'existent plus, *pour ainsi dire ;*

4° Les tissus sont plus extensibles.

Quelques lignes plus bas, il reconnait néanmoins qu'il faut guérir le *plus tôt possible une difformité qui entrave plus ou moins l'exercice de fonctions importantes et peut-être le développement régulier de l'intelligence.*

Nous ne ferons pas une besogne qui est déjà faite, en réfutant ces arguments, disons seulement qu'ils ne nous semblent guère justifier les conclusions de leur auteur et l'ostracisme dont il a frappé l'opération immédiate.

Nous avons voulu consulter l'article *bec-de-lièvre* du nouveau *Diction. de Médec. et de Chirurg. pratiques*, dernier article fait sur la matière, et en voyant bon nombre de pages consacrées à *l'âge où il convient d'opérer*, nous croyions trouver des documents capables de nous éclairer sur cette question ; mais, nous l'avouerons, notre espoir a été déçu. La valeur de l'accumulation de tableaux qu'on y voit nous a paru quelque peu problématique. Rapporter tant de cas (169) pour prouver qu'on a obtenu des succès en opérant à tout âge et pour ne prouver que cela, franchement c'est trop d'efforts pour démontrer une chose qui, nous le croyons du moins, n'a pas besoin de démonstration. L'auteur semble l'avoir compris, et de plus il ajoute : « ces résultats trop satisfaisants ne sont pas l'expression de la vérité... la plupart des chirurgiens ont surtout publié les succès qu'ils avaient obtenus et plus rarement leurs revers. »

Si nous consultons plus loin ses idées personnelles à propos du bec-de-lièvre compliqué, il nous semble qu'avec la prudence dont l'auteur paraît rempli, peut-être même à cause de cette prudence, il nous laisse un peu trop flotter dans le vague. Nous avons trouvé son opinion accompagnée de tant de restrictions, que, voulant y chercher une ligne de conduite, nous avons éprouvé le besoin d'en faire un tableau synoptique qui nous permît de les envisager plus facilement. Si cette manière sauvegarde celui qui donne le conseil, elle ne nous paraît guère de nature à éclairer suffisamment celui qui le demande.

Avant de quitter cette question, rappelons quelques points en faveur de l'opération précoce :

1° Le manuel opératoire est plus facile, de l'aveu même de M. Michon ;

2° L'alimentation n'est pas du tout une difficulté et (sans citer les faits de P. Dubois), il est même étonnant de voir comment on parvient à faire prendre de grands verres de lait à des enfants qui viennent d'être opérés, même à ceux qui n'ont qu'un ou deux jours : appliquer une cuiller assez avant dans la bouche sur le dos de la langue et verser sans discontinuer le liquide dans cette cuiller, d'où il coule directement dans le pharynx sans ressortir par les ouvertures nasales, tel est le moyen employé par les Mères du service de chirurgie à l'hôpital des Enfants.

3° Le rapprochement des parties palatines est singulièrement aidé par l'opération précoce.

Pour que, depuis longtemps, on l'ait dit et qu'on en ait fait un argument en faveur de l'opération immédiate, il faut qu'on en ait été frappé. Les preuves telles que les demande M. Denonvilliers ne sont pas faciles à fournir; outre qu'il n'est pas toujours aisé de retrouver des opérés au bout de quinze ou vingt ans, il serait encore difficile d'établir une comparaison entre l'état qu'ils présenteraient et celui qu'ils eussent présenté s'ils n'eussent pas été opérés. On ne peut guère faire cette étude comparative qu'à un point de vue général, et on arrive alors à avoir des éléments suffisants de conviction en suivant sur plusieurs sujets la marche ordinaire de la fissure et après l'opération et sans opération. La conviction (de l'influence de l'opération précoce) s'accroît encore aux témoignages de nombreux auteurs, et de quelques parents observateurs qui nous l'ont fait remarquer d'eux-mêmes, et, comme le dit Bouisson : « N'est-il pas admis, du reste..., que les efforts compressifs exercés par la lèvre ramenée aux conditions d'intégrité, s'opposent non-seulement aux progrès de l'épatement nasal (voy. *Obser. XIV*) et de l'écartement médio-palatin, mais influent sur le rapprochement des moitiés séparées de l'apophyse palatine, ainsi que sur la rétropulsion des os intermaxillaires, dont les connexions sont ainsi régularisées....., que le développement normal de la lèvre est complété plus régulièrement et que la coalescence artificielle, rapprochée de l'époque de la coalescence naturelle, influe sur la nutrition de la lèvre et des parties voisines, et les rapproche du type normal de la physionomie, type qui s'altère d'une manière invariable et conserve, chez l'adulte, le cachet de la monstruosité, lorsque l'opération a été faite d'une manière tardive. »

En résumé, terminons ce chapitre en déclarant que la question d'âge est, pour ainsi dire, secondaire pour nous, que nous portant pour l'opération faite immédiatement après la naissance, nous subordonnons encore le choix de l'époque au choix des bonnes conditions dans lesquelles doit se trouver l'opéré, et nous dirons avec M. Giraldès : l'opération pratiquée dans de *bonnes conditions réussit* dans l'immense majorité des cas, dans de *mauvaises conditions* est *souvent suivie d'insuccès* (1).

(1) Les savants auteurs du *Compendium de chirurgie*, tout en ne se rattachant pas à l'opération immédiate, insistent beaucoup sur la nécessité de ces bonnes conditions, pour assurer le succès. (T. III, p. 523, 1852-61.)

CHAPITRE III

MÉDECINE OPÉRATOIRE DU BEC-DE-LIÈVRE COMPLIQUÉ.

La médecine opératoire proprement dite ou l'opération du bec-de-lièvre comprend plusieurs temps :

1° *L'avivement des parties ;*
2° *La coaptation des parties avivées.*

Dans la coaptation, il y a deux points distincts à considérer : ce sont d'abord les *moyens de l'obtenir*, d'amener les lèvres au contact, et ensuite les *moyens de la maintenir*.

Sur chacun de ces points on pourrait faire une étude intéressante en suivant, dans les âges de la chirurgie, l'histoire de chacun d'eux.

Nous ne pouvons guère nous arrêter à cette étude, d'autant plus qu'à notre sens, il est un côté plus pratique qui doive nous occuper, je veux dire l'étude critique autant que cela est en notre pouvoir — des principales méthodes, des principaux procédés employés — au point de vue des résultats qu'ils permettent d'espére

I. Nous n'apprendrons rien à personne en disant que l'*avivement* consiste à rafraîchir les lèvres de la division, à les rendre saignantes, afin qu'elles arrivent à coalescence.

Comment se fait l'avivement en général? comment doit-il se faire? est-ce de haut en bas ou de bas en haut? doit-il être pratiqué avec les ciseaux ou avec le bistouri? Ce sont des questions qui ont pu être agitées autrefois, mais qui ne m'arrêteront pas. Encore moins parlerai-je de la manière d'agir des anciens qui ont employé le feu, les caustiques, les vésicatoires : passons.

L'avivement est une nécessité fatale de l'opération ; je dis fatale, car, opérant en vue de parer à un manque de substance, on commence par enlever encore de cette substance pour agrandir une brèche que l'on veut combler. Si cet inconvénient est sensible dans un cas de fissure labiale simple, à plus forte raison le sera-t-il dans une fissure labio-palatine où l'écartement osseux ne se voit guère sans écartement considérable des parties molles. — Déplorable dans une première opération, il tendra à devenir redoutable dans le cas où un insuccès force à revenir à la charge. Aussi serons-nous porté, au point de vue de l'avivement, à jeter nos regards avec complaisance sur les procédés qui permettront le plus d'économiser la substance labiale. Nous croyons donc que, dans les cas où la coaptation sera difficile à obtenir, la question de l'avivement peut se réduire à ceci : obtenir la coalescence en perdant le moins de substance possible, en faisant même concourir à la réparation les lambeaux d'avivement. On ne peut nier qu'il y ait grand avantage à les faire entrer dans la reconstitution de la lèvre, non-seulement pour lui garder des matériaux dont elle a besoin, pour lui donner plus de hauteur, etc., mais encore pour la plus grande facilité du rapprochement, la plus grande sûreté du maintien de la coaptation.

II. Les moyens d'*obtenir la coaptation* se confondent plus ou moins avec les moyens de la *maintenir*. Ainsi les chirurgiens qui se sont servis de la *compression* l'ont employée dans l'intention et d'amener les lèvres au contact et de les y maintenir.

On pourrait diviser ces différents moyens en *immédiats* ou *directs* et en *médiats* ou *indirects*; les premiers amenant du coup pour ainsi dire la réunion, les seconds la préparant, la favorisant. Ces derniers peuvent être considérés à leur tour selon le point où on les applique sur les joues, sur le nez ou sur un point des lèvres plus ou moins éloigné des bords à affronter. Quant aux autres, ils constitueraient la suture.

A. Les principaux moyens que nous appelons indirects sont :

1° *La compression*. — Les développements dans lesquels nous sommes entrés au chapitre des conditions anatomiques, indiquent assez les raisons sur lesquelles nous nous fondons pour rejeter ce moyen; nous n'y reviendrons pas.

C'est une méthode que nous voyons employée par Franco, qui se servait de *triangles agglutinatifs* dont la base était vers les oreilles, et dont le sommet tronqué portait des fils qu'on nouait au-devant de la lèvre.

Mais il faut arriver à Louis pour voir ce moyen prôné aux dépens de la suture.

Si l'on parcourt son mémoire (1), où il combat de toutes ses forces la perte de substance dans le bec-de-lièvre pour y substituer la rétraction musculaire, on y trouve de longues considérations plus ou moins philosophiques et assez diffuses par lesquelles il arrive à rejeter cette suture.

Il parle du bonnet ou espèce de casque en cuir décrit par Verduc et par Nück pour comprimer les joues, des languettes d'emplâtre agglutinatif, etc., dont Pibrac conseille de faire le moyen capital et primitif de la réunion des lèvres. Nous ne décrivons pas son bandage qu'il faisait avec une bande à deux globes, etc., et auquel il attribuait toutes les qualités qu'un auteur aveuglé peut trouver dans son œuvre. Ajoutons cependant pour notre édification, quelques mots sur les cinq observations qu'il rapporte pour montrer les avantages de son appareil.

Dans la première, il applique un point de suture à la partie inférieure.

Dans la deuxième, l'enfant eut un écoulement de salive très-abondant, qu'il attribue à la contrainte du ban-

(1) *Loc. cit*

dage; de plus écoulement de mucosité par la narine gauche, impossibilité de se moucher et de satisfaire son appétit, aussi, dit-il, la faim le tourmentait. Et encore chez cet enfant ainsi que chez un autre, les paupières devinrent bouffies et comme œdémateuses; il l'attribue lui-même au bandage.

Sur le quatrième, il s'est servi en outre de languettes agglutinatives de taffetas d'Angleterre, et enfin sur le cinquième, il fit un débridement, ce qui ne l'empêche pas quand il étudie la question de l'âge, et quand on se demande son opinion là-dessus, de parler encore de son bandage et seulement de son bandage.

Plus tard, Blandin employa une mécanique dont la figure est dans le *Dictionnaire de médecine et de chirurgie pratiques* (1). Nous n'ajouterons qu'une chose à ce que nous avons déjà dit. Dans la discussion de la Sociéte de chirurgie, M. Forget rappelle que M. Demarquay a cité deux faits où l'application de l'appareil à compression de Blandin avait amené la gangrène des joues au niveau des pelotes.

Une compresssion un peu plus intelligente (à ce dernier point de vue), a été conseillée. M. Ancelon de Dieuze (2), poste auprès de l'opéré deux personnes pendant soixante-douze heures pour comprimer les joues avec le pouce d'une part, et les quatre autres doigts d'autre part, et il ajoute : « la plus légère in-

(1) *Loc. cit.*

(2) *De l'opération du bec-de-lièvre pratiquée immédiatement après la naissance.* — *Union médicale* 1848, p. 299.

fraction à cette manœuvre peut tout perdre. » Aussi, n'y aurons-nous jamais recours.

2° Pour aider à la suture, on s'est imaginé d'agir sur le nez, nous voulons parler du procédé de M. Phillips; — nous le rejetons; — nos motifs de ce rejet se trouvent dans les conditions anatomiques. Nous en dirons autant de la serre-fine nasale de M. Guersant.

3° Enfin nous arrivons aux diverses incisions qu'on a faites sur les lèvres. Nous croyons que ces incisions bien conçues et intelligemment combinées, peuvent rendre d'incontestables services; mais ce n'est pas la dissection profonde, étendue des lèvres, pas plus que les incisions en croissant, soit du côté de la muqueuse, soit du côté de la peau, qui mèneront à de beaux résultats. Comme le pratique notre maître, il suffit de détacher la muqueuse du cul-de-sac pour libérer le lambeau, et de faire une incision horizontale sous l'aile du nez pour détruire assez l'action des muscles diducteurs de la lèvre, et en même temps permettre un glissement considérable.

Nous arrivons aux moyens directs ou immédiats.

B. Suture. — Celse (1) mentionne la suture. Gui de Chauliac employait et décrivit la suture entortillée (2). Amb. Paré la recommande spécialement pour le bec-de-lièvre; Guillemeau, idem; Franco s'en est servi aussi; Pibrac, Louis, se sont élevés contre (ce qui ne les a pas empêchés de s'en servir.)

(1) Lib. VII, sect. IX.

(2) *Mémoire de Louis*, déjà cité.

J.-L. Petit employait une cheville d'argent qu'il engageait dans les tissus, au moyen d'une espèce de lardoire.

Les uns enfonçaient les premières aiguilles en bas, les autres en haut de la division. Ces aiguilles, les uns les ont choisies en argent, les autres en or ; ceux-ci les ont préférées flexibles, ceux-là inflexibles; puis sont venues les épingles d'Allemagne, de Carlsbad, les épingles anglaises. M. Thierry a imaginé des épingles à écrou ; et, sans parler des agrafes de Valentin, de combien d'instruments de cette sorte n'a-t-on pas chargé l'arsenal chirurgical, de combien de moyens n'a-t-on pas compliqué la médecine opératoire du bec-de-lièvre !

Prenons la *suture entortillée* telle qu'on la pratique aujourd'hui; nous ne la décrirons pas.

C'était jusqu'à ces derniers temps le moyen presque exclusivement employé, et, aujourd'hui encore, quelques praticiens s'en servent.

On s'était déjà aperçu de plusieurs inconvénients liés à l'emploi de cette suture, lorsque M. Mirault, d'Angers (1) envoya, à la Société de chirurgie, une note à l'effet de démontrer que la suture entrecoupée présente des avantages remarquables sur la suture entortillée, et cela avec six observations à l'appui.

Ces avantages, il les résume ainsi qu'il suit :

1° Réunion exacte, affrontement maintenu des bords

(1) *Loc. cit.* Séance du 8 avril 1857.

de la plaie, sans déchirure, plus que le temps nécessaire pour leur adhérence ;

2° Constriction modérée ne produisant ni douleur, ni gêne circulatoire, ni phlogose notable ;

3° L'opération finie, l'office du chirurgien devient inutile ; sa surveillance est si peu indispensable que l'opéré peut s'éloigner immédiatement et ne revenir qu'au jour fixé pour retirer les fils.... Tous avantages remplaçant autant d'inconvénients de la suture entortillée.

Et il ajoute : « L'induction seule ferait supposer ces désordres (de la suture entortillée), si l'expérience journalière ne les démontrait. » — Il rappelle, à cet effet, des cas où cette suture a amené la division en quarante-trois heures (chez un garçon de vingt-sept mois), et en trente-deux heures (chez une fille de sept mois), tandis que, dans les six cas qu'il relate aujourd'hui, les chairs n'ont été un peu coupées, seulement dans un cas, que le sixième jour après l'opération et, dans les autres, plus tard encore (quand elles l'ont été).

On pourra voir dans plusieurs de nos observations que les fils sont restés en place bien plus longtemps encore, sans aucune espèce d'inconvénient.

MM. Denonvilliers, Gosselin, Giraldès, etc., acceptèrent les conclusions de M. Mirault.

La question fut un peu agitée à la Société de chirurgie (1), à propos d'une communication de M. Leten-

(1) Séance du 10 août 1864. — *Gazette des hôpitaux*, p. 387.

neur (de Nantes). — M. Depaul se leva pour soutenir la suture entortillée, mais il fut seul pour la défendre.

Aux avantages énumérés par M. Mirault (qui se sert de fils ordinaires), nous ajouterons que la suture à points passés (avec fils métalliques, comme l'emploie M. Giraldès) n'amène pas d'encroûtement sur la lèvre et ne masque pas les parties réunies, comme la suture entortillée qui y forme une espèce de matelas, sous lequel peut séjourner du pus.

Cette dernière considération nous ferait reléguer au second plan la suture *à plaque* de M. Denonvilliers.

Un mot sur la manière dont M. Giraldès pratique la suture. Il passe successivement les aiguilles avec les fils d'argent, de façon à traverser les lèvres dans toute leur épaisseur, la première d'avant en arrière, et la seconde d'arrière en avant, puis à tordre les deux extrémités du fil sur la face cutanée. — M. le professeur Gosselin lie les fils sur la muqueuse. — M. Soupart, après avoir avivé obliquement les lèvres de la plaie, les renverse en les rapprochant en arrière, où elles forment une espèce de bourrelet, qu'il traverse en faisant ainsi une espèce de suture enchevillée. Cela nous paraît compliquer un peu la suture, et pour un but incertain : celui d'éviter la cicatrice.

DES PRINCIPAUX PROCÉDÉS OPÉRATOIRES.

En commençant cette revue, nous rencontrons le procédé du regrettable professeur Malgaigne, procédé attribué aussi à M. Clémot (de Rochefort). Nous ne faisons que le citer; nous lui reconnaissons la valeur qu'il peut avoir, au point de vue de l'encochure. Mais, ayant affaire à des cas compliqués, nous courons au plus pressé, obligé que nous sommes, pour le moment, de laisser de côté l'idée artistique qui l'a inspiré. Mêmes observations sur celui de M. Mirault et celui de Langenbeck. — Si ces procédés peuvent être employés avec avantage dans les cas où l'écartement de la fissure n'est pas considérable, il n'en est plus de même lorsque cet écartement prend de grandes proportions. Dans ces cas, le procédé de M. le professeur Nélaton nous paraît tout aussi insuffisant. Aussi, des praticiens ont-ils imaginé d'autres procédés pour résoudre la difficulté.

Nous sommes ainsi conduit à parler du procédé de M. Henry (de Nantes) et du procédé de M. Giraldès.

Celui de M. Henry est décrit au long dans le *Dictionnaire de médecine et de chirurgie pratiques* (1). On peut dire d'une manière générale qu'il consiste dans la taille oblique des lambeaux, rabattus comme dans le procédé Malgaigne et Clémot, et pouvant se superposer plus

(1) *Loc. cit.*

ou moins, grâce à cette obliquité, à la partie inférieure de la lèvre.

En réalité, dans ce procédé, il n'y a pas de substance perdue; les surfaces de contact y sont multipliées. Il a fourni deux bons résultats à l'auteur; mais donne-t-il tous les avantages que M. Henry lui attribue? évite-t-il l'encochure à la partie inférieure, et surtout à la partie supérieure de la lèvre? Nous ne sommes pas en mesure de l'apprécier à ces différents points de vue. A la vérité, on reconnaît qu'avec lui la lèvre puisse gagner en épaisseur; mais ce qu'elle gagne de ce côté, ne le perd-elle pas en hauteur? Quoi qu'il en soit, ce procédé peut donner des succès, nous le croyons volontiers; seulement, d'après ce que nous lisons, le nombre de fois qu'il a été employé ne nous paraît pas suffisant pour en tirer les éléments d'une exacte appréciation.— Et puis, il nous déplaît d'y voir employée cette serre-fine nasale, que nous avons rejetée sans restriction.

Un procédé dont nous parlons ici incidemment, est celui employé par les chirurgiens de Reims, et, en particulier, par M. le docteur Galliet. (Il nous a été communiqué par notre bon ami et collègue de l'année dernière, le docteur Duguet.) Il consiste dans une incision faite à la partie postérieure de chaque lèvre, dans toute sa hauteur, et comprenant seulement la moitié environ de son épaisseur, à la jonction de la muqueuse avec le bord de la division. On fait pivoter comme sur charnière ces deux bords labiaux, de façon qu'ils viennent se mettre en regard par leur surface saignante, et on suture. — Ce procédé, dont le manuel ne nous semble pas être des plus commodes, n'a pas la prétention d'éviter l'encoche ; de plus, il doit laisser une cicatrice assez apparente sur la lèvre; en tous cas, il a donné, paraît-il, de bons résultats, et il est juste de dire qu'avec lui on évite toute perte de substance.

Procédé de M. Giraldès.

Ce procédé (que son auteur a appelé par engrénenent ou par *mortaise* et que nous préférons appeler de son nom) a pour but surtout, en faisant servir utilement les lambeaux, de multiplier les points de coaptation, de façon à assurer son maintien, d'augmenter la hauteur de la lèvre et de corriger, jusqu'à un certain point, l'encochure. Si nous décrivons tout le manuel opératoire suivi par M. Giraldès, son procédé se trouvera décrit par là même (nous supposons toujours la fissure à gauche).

L'enfant chloroformé est couché sur un lit assez dur ou mieux sur une table recouverte d'un matelas, la tête légèrement élevée et la face tournée au jour : l'opérateur est debout à droite et un peu en arrière.

Si les bords de la lèvre sont très-adhérents à l'arcade dentaire, il la dissèque *très-légèrement* et, en cas de saillie considérable du bord droit, essaie de déprimer quelque peu l'arcade alvéolaire de ce côté, extrait ou redresse les dents vicieusement implantées. Alors il taille de bas en haut (voy. *fig.* III) sur la lèvre droite un lambeau qu'il laisse adhérent par un pédicule à son extrémité supérieure. Il en fait autant sur le bord gauche, mais d'une manière inverse, c'est-à-dire en allant de haut en bas, de façon que ce lambeau ait son pédicule à la partie inférieure. De ces deux lambeaux, le premier celui du côté droit, est relevé en haut, le second est renversé en bas ; en d'autres termes, ces deux lambeaux deviennent horizontaux, de verticaux qu'ils étaient, celui de droite étant supérieur à celui de gauche, et leur ligne de contact étant formée par la réunion de leurs bords saignants. Quant aux bords libres, non avivés, ils servent, celui de droite, à limiter l'orifice nasal, celui de gauche, l'orifice buccal.

Dans ces temps derniers, M. Giraldès a modifié légèrement son procédé : au lieu de tailler son lambeau droit par une incision rectiligne, il fait dévier un peu celle-ci à droite vers la partie supérieure, ce qui permet aux surfaces saignantes de s'adapter encore plus exactement.

En résumé les lambeaux s'engrènent, pour ainsi dire l'un dans l'autre, comme par une espèce de mortaise.

Si le manque de substance était par trop considérable, M. Giraldès a recours alors aux incisions dont nous avons avons déjà parlé non-seulement à l'incision horizontale sous l'aile du nez, mais encore à une autre qui prolongerait celle-ci, en la faisant obliquer par en bas, suivant parallèlement le sillon naso-labial. Il aurait alors, à gauche, un lambeau considérable qu'il ferait basculer sur son pédicule, amenant son bord supérieur à la direction verticale pour l'appliquer au bord opposé ou bord droit. Il pratiquerait ainsi une espèce d'autoplastie par glissement, et le vide laissé en haut et à gauche par la descente du lambeau, serait comblé par le lambeau droit relevé de ce côté.

Les parties sont donc arrivées au contact ; alors trois, quatre, cinq points de suture, autant que besoin est, sont appliqués, et l'opération est finie.

Une seule fois, sur une vingtaine d'opérations, nous avons vu une petite artère donner du sang, elle fut liée et aucun inconvénient ne s'ensuivit. Le sang que donnent les surfaces avivées est peu considérable ; si l'on a des craintes de ce côté, un aide peut comprimer la lèvre entre ses doigts, ou l'on peut appliquer une pince à béquille; toujours est-il que jamais nous n'avons aperçu d'écoulement ni de traces d'écoulement de sang, une fois que les sutures étaient posées.

—

En cas de fissure labio-palatine double, sans saillie des os intermaxillaires, faut-il opérer en un seul temps ou en deux temps ? M. Giraldès est d'avis d'opérer généralement en un seul temps. Néanmoins s'il se décidait à opérer en deux temps, pour une cause ou pour une autre, il commencerait par opérer du côté où la fissure est le plus considérable, où la réunion paraît devoir être le plus difficile.

Les procédés que nous venons de passer en revue

ne s'attaquent qu'aux parties molles, en d'autres termes, les lèvres d'une part, le bistouri de l'autre, tels étaient jusqu'ici, la question et le moyen de la résoudre. Ces procédés parfaitement applicables à la fissure labio-palatine unique ou double, sans saillie des os intermaxillaires, étaient aussi parfaitement suffisants; mais dans le cas de fissure double, qu'il y ait *saillie de l'os incisif*, d'autres indications opératoires se présentent : que faire de ce tubercule? C'est ce que d'autres procédés vont nous apprendre.

Ces nouveaux procédés portent les noms de Franco, de Desault, de Gensoul et de Blandin.

Nous n'avons pas l'intention de nous arrêter longtemps sur chacun d'eux, mais nous émettrons seulement quelques considérations sur leur valeur.

1° *Procédé de Franco.*

Il consiste dans la résection de l'os intermaxillaire : c'est encore un des rares procédés à conserver. Quand l'os incisif fait une forte saillie, il faut le réséquer en totalité : cette conduite nous semble justifiée par la disposition des parties. Si, au contraire, la saillie n'est pas très-considérable, on peut, après avoir disséqué le tubercule cutané, pratiquer l'évidement, avec le bistouri, de la partie osseuse antérieure. Dans ce cas, les dents sont nécessairement sacrifiées. Cet évidement de la partie antérieure rappelle le procédé de Dupuytren. Dans un cas, M. Depaul a pratiqué la résection de la partie postérieure, le tubercule se dirigeant par son extrémité inférieure en dedans de la bouche (1).

2° *Procédé de Desault.*

La compression, le refoulement du tubercule, tel est son but. C'est un conseil donné par une vue de l'esprit plutôt que par la connaissance de la disposition des parties : qu'il nous suffise de dire qu'en supposant qu'on arrive à refouler cette saillie, on la force à se loger dans une partie qui n'est pas disposée pour la recevoir, et de plus, pour y arriver, il faudrait employer une compression considérable, insupportable, pouvant occasionner plusieurs accidents, et tout cela pour arriver à un résultat. au moins défectueux.

3° *Procédé de Gensoul.*

Saisir le tubercule avec des pinces assez fortes, le redresser violemment pour le ramener à sa position normale, est un moyen qui, s'accompagnant de la fracture de la cloison, peut causer, plus haut, de l'ébranlement. Néanmoins, ce procédé pourrait être bon, quand le tubercule n'est pas très-volumineux et s'il suffisait, pour le remettre en place, d'un redressement obtenu sans trop de violence. M. Giraldès l'a mis en

(1) *Bulletin de la Société de chirurgie*, 2e série, t. II, séance du 5 juin 1861.

usage, mais il l'a abandonné presque aussitôt, s'apercevant qu'il entraînait un décollement des gencives.

4° Procédé de Blandin.

Si l'on est bien prénétré des conditions anatomiques de la saillie incisive, on sera immédiatement porté, comme nous le sommes, à faire justice de ce procédé. Enlever de la cloison, autrement dit du vomer, une pièce triangulaire, à sommet supérieur, pour permettre le refoulement, sans avoir besoin d'exercer la compression de Desault, c'est miner et même détruire le soutien osseux de l'os incisif; il faudrait que la lamelle de support fût assez considérable, assez haute, pour éviter cette conséquence, mais elle ne l'est pas; malheureusement, au contraire, elle est réduite à un pédicule mince, étroit, qui est nécessairement compris dans l'enlèvement de la partie. Alors le tubercule, qui n'est plus soutenu que par des parties molles et tout au plus par un peu de cartilage ou de périchondre, est flottant et reste branlant; triste résultat!

De trois ou quatre opérations faites par ce procédé, M. Giraldès ne se rappelle que cette conséquence.

Quelle que soit la modification opératoire ajoutée à ce procédé, par M. Debrou (d'Orléans), nous n'hésitons pas à le rejeter; les résultats qu'elle donne, étant tout aussi peu satisfaisants.

Je sortirais du cadre que je me suis tracé, si je m'occupais des procédés *cheilo-plastiques*, tels que ceux de Friedberg et de Sédillot.

Et si je dis un mot de la *gueule-de-loup*, c'est seulement pour les cas où elle est variété chirurgicale et non variété tératologique (liée à l'anencéphalie, etc.).

Pour corriger cette malformation, nous croyons qu'on n'a d'avantages sérieux à espérer que dans l'emploi du basculement des lambeaux, pratiqué tant à droite qu'à gauche; — incisions horizontales de la lèvre sous les ailes du nez; — renversement des lambeaux, de manière à les affronter par leur surface saignante; en un mot, espèce d'autoplastie par glissement faite des deux côtés.

OBSERVATIONS

Obs. I. — Le 26 avril 1865, D.... (Auguste-Léon), âgé de cinq jours, entre à la salle Saint-Côme, Il est atteint d'un bec-de-lièvre double (incomplet à droite, néanmoins) et compliqué; la division de la voûte palatine siége surtout à gauche. La langue se loge dans l'écartement assez considérable qui en résulte et remplit l'espace situé entre les lèvres, sous la narine gauche.

Le lendemain 27, M. Giraldès l'opère à la fois des deux côtés, après l'avoir chloroformé. Il déprime le tubercule médian, fait basculer un lambeau à gauche, pour rejoindre ce tubercule, et pratique la réunion avec des fils d'argent. L'opération réussit bien ; mais, le lendemain, l'enfant est pris d'érysipèle, envahi par le muguet; les fils se relâchent. — Mort deux jours après.

Obs. II. — Le 30 avril, entre dans la même salle le nommé R.... (Adolphe), âgé de onze ans. Il présente un bec-de-lièvre unilatéral gauche, avec division complète de la voûte palatine. Deux fois déjà on a tenté sur lui la réunion, et deux fois l'opération a échoué, sans amoindrir, hélas! la largeur de la brèche; aussi les lèvres sont-elles séparées par un intervalle considérable; deux dents, dont l'une dirigée très-obliquement en bas et à gauche, font saillie dans cet intervalle, à travers lequel on aperçoit facilement l'intérieur des fosses nasales, ou plutôt de la fosse nasale, jusqu'au fond du pharynx. En un mot, la figure de cet enfant est vraiment horrible; il le sait, et il est déterminé à tout souffrir pourvu que l'on corrige sa difformité.

Le 2 mai, on procède à l'opération : l'enfant est chloroformé, les deux dents saillantes arrachées. M. Giraldès, après avoir détaché les lèvres de la brèche du bord alvéolaire, avive à droite, de bas en haut, fait basculer le lambeau taillé à gauche, qu'il amène à la coaptation, relève le lambeau d'avivement du côté droit sous la narine gauche, et pratique la suture avec les fils d'argent. L'opération a été suivie d'un résultat qu'on ne pouvait souhaiter meilleur. Les fils d'argent suffirent seuls à maintenir les lambeaux, et cependant quel espace comblé! quel tiraillement! Il faut dire que l'enfant a été d'une docilité remarquable. Les fils restèrent en place pendant au moins vingt jours. En définitive, l'enfant sortait le 4 juin, ne présentant qu'une encochure légère, relativement à la brèche antérieure, et gardant naturellement sa division du palais, à laquelle, du reste, un obturateur remédiera.

Cet enfant été présenté à la Société impériale de chirurgie, par M. Giraldès, dans la séance du 20 septembre 1865, à propos de sa communication sur le procédé de la mortaise.

Obs. III. — M.... (Alphonse), âgé de quinze jours, a été opéré avec succès le 4 mai : il présentait un bec-de-lièvre double (toutefois incomplet à gauche), avec un tubercule médian assez saillant. M. Giraldès commence par détacher un peu les téguments de l'os incisif, déprime le tubercule, réunit à gauche après le simple avivement (procédé Malgaigne) à droite par le procédé de la mortaise. L'enfant, emporté par sa mère après l'opération, a été représenté à la consultation plusieurs fois. Ce n'est qu'au bout de quinze jours qu'on a enlevé les fils d'argent, et la dernière fois que nous avons vu l'opéré, il offrit à peine des traces de sa difformité.

Obs. IV. — V.... (Armand), né le 12 avril, apporté à la clinique de M. Giraldès, dans les premiers jours de juin, est affecté d'un bec-de-lièvre unilatéral gauche et compliqué; brèche considérable où se loge la langue et continue avec l'orifice nasal gauche; nez fortement déjeté à droite. M. Giraldès l'opère, et supplée à la pauvreté des lambeaux par le procédé de la mortaise. La mère ne laissa pas son enfant à l'hôpital. Les choses allèrent bien, et cependant l'enfant cria beaucoup; il jouissait d'une assez piètre santé, digérait mal, avait de la diarrhée. En dépit de toutes ces traverses, le résultat obtenu est satisfaisant. Les sutures sont enlevées seulement le 29 juin, au bout de quatre semaines; il reste un petit moignon de lambeau sous la narine gauche; un fil aura lâché; ce petit défaut à peine perceptible ne peut ternir l'éclat du succès obtenu. La mère de l'enfant dit avoir remarqué déjà une diminution sensible dans la largeur de la division palatine.

Obs. V. — M.... (Emile), né le 5 juin, entre salle Saint-Côme le 7 du même mois. Au premier aspect, ce petit a une figure de vieille femme. Bec de-lièvre double pas de tubercule médian, (gueule-de-loup)de sorte que l'orifice buccal est limité latéralement par les tubercules latéraux; en haut par le nez, en bas par la lèvre inférieure; celle-ci, remontant par sa partie moyenne, tend à toucher le lobule du nez, de telle façon que l'ouverture buccale a la forme d'un X couché sur le côté ([illegible]); pas de voûte palatine.

L'opération est pratiquée le lendemain 8; les lèvres de la brèche sont réunies, après avivement et incisions sous les ailes du nez, et maintenues par des fils d'argent. Les choses allèrent au mieux pendant quelques jours, quand l'enfant, épuisé, envahi par le muguet, succomba; et pourtant tout était bien pris, les fils solides en place, la cicatrisation marchait parfaitement, et la figure du petit avait complétement perdu l'aspect *vieillot* d'auparavant.

Obs. VI. — G.... (Marie-Berthe) est présentée à la visite du 4 juillet. Elle est âgée de deux mois et offre un bec-de-lièvre simple. On l'opère ce jour même. L'avivement est pratiqué au moyen d'incisions en parenthèse (procédé de Husson fils); des fils d'argent maintiennent les lambeaux au contact. L'enfant n'ayant pas séjourné à l'hôpital, sa mère l'a ramenée plusieurs fois. Tout a bien été; enfin, le 14 juillet, les fils sont enlevés, la cicatrisation est faite, et il n'existe pas d'encochure.

Obs. VII. — M.... (Marthe), âgée de treize ans, entre dans le service, le 22 juillet 1865, au n° 14 de la salle Sainte-Pauline. Elle présente un bec-de-lièvre unilatéral gauche, avec division complète de la lèvre et écartement assez considérable. Au fond de la brèche, on aperçoit un petit pont qui n'est autre que le bord alvéolaire réduit, en cet endroit, à une lame mince et déprimée vers le haut; les bords de la division sont très-épais et très-durs.

Cette jeune fille a été opérée une première fois à l'âge de six semaines, mais sans aucun succès.

Elle est *réopérée* par M. Giraldès, le 25 juillet, par le procédé de la mortaise. La cicatrisation a bien marché, surtout à la partie inférieure; à la partie supérieure de la réunion, il reste une légère encochure contribuant à agrandir l'orifice nasal gauche.

Les derniers fils ont été enlevés seulement quelques jours avant la sortie (16 août) de la jeune fille, qui présente un des beaux succès de la série.

Obs. VIII. — V.... (Virginie), âgée de dix-huit mois, est apportée, dans les derniers jours de juillet, à la clinique de M. Giraldès. — Bec-de-lièvre simple.

Après l'avivement, les lèvres sont rapprochées, des fils d'argent assurent le contact. Le 21 août les derniers fils sont enlevés. Guérison complète.

Cette petite fille n'a pas séjourné dans nos salles.

Obs. IX. — O.... (Augustine), âgée de six mois, entre le 17 août, et occupe le n° 30 de la salle Sainte-Pauline. Elle porte un bec-de-lièvre unilatéral droit et compliqué. M. Giraldès procède à l'opération, le même jour, par la mortaise. Le 20 août, l'enfant sort de l'hôpital en bonne voie de guérison. Quelques jours après, les parents la ramènent, disant qu'elle a beaucoup crié, qu'elle ne veut rien prendre ; d'ailleurs, ils paraissent eux-mêmes peu capables de donner à l'opérée des soins intelligents. Toujours est-il que, ce jour-là, la réunion manque à la partie supérieure et menace de manquer aussi à la partie inférieure. Dans les jours suivants, elle se consolide en bas. Le 4 septembre, M. Giraldès tente de passer un fil à la partie supérieure, mais l'aiguille ne traverse que des tissus fongueux ; il abandonne alors cette tentative, d'autant plus que le petit vice restant sera facilement corrigé plus tard.

L'enfant n'a pas été revue depuis (1).

Obs. X. — P.... (Marie-Joséphine), âgée de trois jours, entre le 2 novembre salle Sainte-Pauline, n° 27, avec un bec-de-lièvre (fissure labiale gauche), opérée ce même jour par M. Giraldès (procédé de M. Nélaton). Deux sutures sont placées ; le petit pédicule formé par l'anse du lambeau renversé est étreint au moyen d'un fil végétal et coupé au-dessous ; l'enfant va bien. M. Giraldès craignant pour elle le milieu de l'hôpital conseille aux parents de l'emmener, ce qu'ils font le 7 novembre.

(1) Ces neuf observations ont été déjà publiées dans l'*Union médicale* du 21 novembre 1865.

Le 16, l'enfantest apportée à la clinique. L'adhésion est parfaite. Pas d'encochure. On enlève les deux fils d'argent. La petite fille est en bonne santé.

Les observations qui précèdent ont été prises dans le courant de l'année dernière, pendant que je remplissais les fonctions d'interne dans le service de M. Giraldès. Elles comprennent une période de temps de huit mois environ (du 26 avril 1865 au 1er janvier 1866). Tous les cas qui se sont présentés y sont notés sauf quelques-uns (4 ou 5) très-simples, se rapportant à des enfants, qui n'ont pas séjourné dans les salles, mais qui ont été ramenés de temps en temps à la consultation, sur lesquels on a pu suivre, par conséquent, la marche de la cicatrisation qui s'est faite constamment avec succès.

Prises en bloc, nous croyons que ces observations peuvent avoir une certaine valeur, comme fournissant les éléments d'une statistique faite non pas avec des cas choisis, des faits exceptionnels, mais bien avec des cas tels qu'ils se sont présentés, ne laissant pas de côté les revers pour ne présenter que les succès, et pouvant être regardée, dans ses petites proportions, comme étant l'expression de la vérité.

Les quelques observations qui vont suivre ont été prises par ci, par là, pour ainsi dire, dans la pratique hospitalière de M. Giraldès, depuis le commencement de l'année 1866 jusqu'à ce jour. Nous regrettons sincèrement de n'avoir pas toutes les observations des cas qui ont été opérés cette année, car la proportion des succès obtenus en est remarquable ; quoi qu'il en soit, nous ajouterons les suivantes :

Obs. XI. — G.... (Marie-Augustine), âgée de quatre mois, est entrée le 15 février 1866, salle Sainte-Pauline, n° 27, présentant une fissure labio-palatine à gauche avec écartement considérable des lèvres ; est d'apparence assez chétive, néanmoins est opérée le 19 février avec basculement du lambeau gauche (procédé Giraldès). Malgré toutes les craintes qu'on avait pour le résultat de l'opération, le succès final a dépassé toute attente. Le 12 avril il y a encore deux fils d'argent qu'on enlève les jours suivants. Peu après elle sortait de l'hôpital dans un état général un peu meilleur et avec une lèvre parfaite.

Obs. XII. — N.... (Jean-Baptiste), né le 26 mai 1866, est amené le 5 juillet suivant. Bec-de-lièvre compliqué unilatéral gauche. Le nez fortement déjeté à droite présente de ce côté l'aile très-peu développée et une narine fermée. Cavité nasale et buccale communiquant par une fissure à gauche de la cloison ; à droite de celle-ci se trouve comme une surface de cicatrisation d'aspect légèrement granulé, tranchant un peu sur les parties voisines par sa coloration d'un rouge plus marqué et s'étendant comme une bande antéro-postérieure. Les parents affirment que la fente a bien diminué depuis la naissance, que dans les premiers jours cette fente paraissait double. L'enfant ne paraît pas très-vivace, il a des convulsions, néanmoins il est opéré (procédé Giraldès), ce même jour et emporté par ses parents le 9 juillet. Les fils ont assez bien tenu. L'enfant est pâle et a toujours des convulsions. Il tette assez bien. Le 19 tous les fils ont lâché, sauf un à la partie inférieure où il reste un petit pont de lèvre, a la diarrhée, se plaint depuis quelques jours seulement.

On a encore revu l'enfant depuis ; il était dans un état bien précaire, et à l'heure qu'il est, nous n'avons pas de ses nouvelles. Tout nous fait craindre qu'il n'ait pas survécu.

Obs. XIII. — Le même jour que le précédent a été opéré L.... (Léon-Léopold), âgé de douze jours, et présentant avec lui une ressemblance frappante de malformation, quoique l'écartement de la voûte palatine soit un peu plus considérable. Est opéré le même jour aussi (procédé de M. Giraldès) et emmené par les parents. A été revu ces jours derniers (vers le 5 août), offrant un beau cas de succès, restaient deux fils d'argent qu'on a enlevés.

Obs. XIV. — Q.... Joséphine-Eugénie, âgée de cinq ans et demi est entrée dans le service de M. Giraldès le 7 mai 1866, présentant un bec-de-lièvre compliqué gauche avec un écartement considérable de la voûte palatine, et projection en avant de l'arcade dentaire du côté droit. — C'est du reste à cette petite fille que se rapportent les deux figures V et VI.

Elle a été opérée une première fois en province à l'âge de six semaines, elle avait un bec-de-lièvre double. — Sa voûte palatine présente cela de curieux que la fissure gauche est très-large et que la droite est incomplète, siégeant seulement sur la partie postérieure et finissant par se confondre avec la précédente, la cloison s'effaçant de plus en plus.

Cette enfant a eu un séjour très-tourmenté à l'hôpital, ce qui a fait différer l'opération. Dès les premiers temps, elle gagnait une rougeole qui se compliquait de pleuro-pneumonie.

Le 28 juin, elle est complétement rétablie et est opérée (procédé de la mortaise avec basculement du lambeau gauche) ; une dent a été d'abord arrachée ; — trois points de suture sont appliqués sur la partie médiane, deux en haut et un en bas.

La cicatrisation s'est très-bien faite, les fils sont restés une quinzaine de jours en place sans aucun inconvénient ; — l'enfant mangeait peu, mais buvait relativement beaucoup de vin de Bagnols, et en définitive sortait le 19 juillet dernier, présentant un magnifique succès — il y a peut-être une légère encochure sous la narine gauche, une très-légère à la partie inférieure et correspondant symétriquement à celle qui résulte de la première opération; en un mot, dans la fig. VI, j'ai essayé de représenter le plus fidèlement possible l'état des parties à la sortie de la jeune fille. — On sera frappé, comme je l'ai été moi-même, du redressement du nez qui ne paraît presque plus dévié.

Dans le nombre des observations précédentes, quelques-unes se rapportent à des cas de bec-de-lièvre simple (ou fissure labiale). Nous les avons insérées dans notre thèse, pensant qu'elles pouvaient contribuer pour leur part à donner des éléments d'appréciation sur quelques points, par exemple, l'innocuité des sutures métalliques, etc.

CONCLUSIONS

1° Il y a une certaine connexion, comme le dit M. Bouisson, entre la tératologie, l'embryologie et la chirurgie. Celle-ci doit s'aider de l'étude des dispositions anatomiques des parties affectées de malformation, pour ne pas être taxée d'agir à l'aventure, quand elle est appelée à intervenir.

2° L'opération faite immédiatement après la naissance nous paraît tout à fait justifiable. Les inconvénients qu'on lui a attribués, ne nous paraissent pas égaler les avantages, qu'on lui a refusés ou au moins contestés.

3° Nous rejetons tous les procédés à compression, soit sur les joues, soit sur le nez; et de ceux qui ont été imaginés en vue d'agir sur les lèvres, (les seuls qui nous paraissent vraiment rationnels), celui de M. Giraldès nous semble réunir toutes les conditions désirables pour assurer le succès: économie de substance, grande étendue de coaptation et enfin manuel opératoire peu compliqué, tout cela suffit, nous le croyons, pour donner des titres d'une certaine valeur, à un procédé éprouvé déjà par une expérience marquée de beaux et nombreux succès.

EXPLICATION DE LA PLANCHE.

FIGURE I.

Elle montre comment le vomer peut concourir à la voûte palatale.

1. Os incisif gauche.
2. Os incisif droit.
3. Portion horizontale du maxillaire.
4. Portion horizontale du palatin.
5. Portion horizontale ou palatale du vomer.
6. Portion verticale ou nasale du vomer.
7. Maxillaire gauche remarquable par sa petitesse relative.

ab. Suture réunissant le vomer avec la portion horizontale du maxillaire et du palatin.

ac. Suture incisive mandibulaire.

ad. Suture médiane incisive.

FIGURE II.

1 et 2. Tubercule médian.

3. Vestige médian de la lèvre.
4. Portion droite de la lèvre.
5. Portion gauche de la lèvre, se continuant avec un petit repli cutané.
6. Ce petit repli cutané qui n'est autre chose que la lèvre à l'état de vestige.
7. Aile du nez.
8. Narine imperforée.
9. Maxillaire gauche dans un état d'atrophie remarquable.
10. Maxillaire droit plus développé.
11. Cloison.
12. Vomer dévié à droite.
13. Articulation du vomer et des deux incisifs.

14 et 15. Apophyses ptérygoïdes déviées en dehors.

16. Trous ovales du sphénoïde.

FIGURE III.

Figure schématique indiquant la direction des incisions.

1. Incision droite formant une ligne brisée.

2. Incision prolongée directement, telle que la faisait d'abord M. Giraldès.

3. Incision gauche,

4. Incision horizontale pour faciliter l'affrontement.

5. La précédente continuée en bas pour faire basculer le lambeau.

FIGURE IV.

Figure schématique représentant l'affrontement des lèvres.

1. Ligne d'affrontement du lambeau gauche rabattu, avec le bord droit.

2. Ligne d'affrontement des deux parties médianes des lèvres avivées.

3. Ligne d'affrontement du lambeau droit relevé avec le bord saignant résultant de l'incision n° 4 de la figure III.

FIGURE V.

Représentant l'aspect de la jeune Q.... (Joséphine - Eugénie) (Obs. XIV), avant l'opération.

FIGURE VI.

Aspect de cette enfant un mois après l'opération.

PARIS. — IMP. DE V. GOUPY, RUE GARANCIÈRE, .

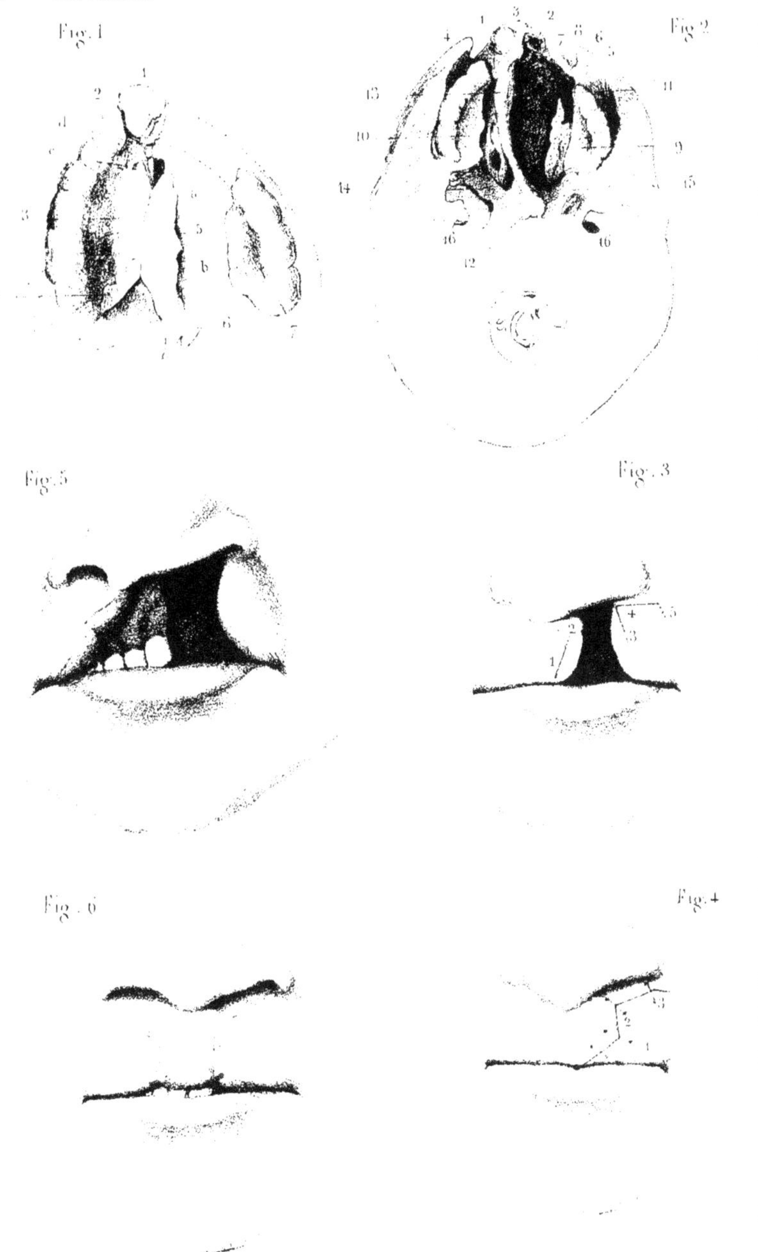
Fig. 1
Fig. 2
Fig. 5
Fig. 3
Fig. 6
Fig. 4

www.ingramcontent.com/pod-product-compliance
Ingram Content Group UK Ltd.
Pitfield, Milton Keynes, MK11 3LW, UK
UKHW021820190726
13853UKWH00003B/1097